プレオルソで治す 歯ならび&口呼吸
子どもにやさしいマウスピース型矯正装置

[監著] 大塚 淳

[著] 田代芳之／大内仁守／林 正樹
牧野正志／岩田直晃／岡 真代

クインテッセンス出版株式会社　2017

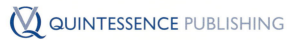

Berlin | Chicago | Tokyo
Barcelona | London | Milan | Mexico City | Paris | Prague | Seoul | Warsaw
Beijing | Istanbul | Sao Paulo | Zagreb

「プレオルソ治療」で歯科矯正はじめませんか？

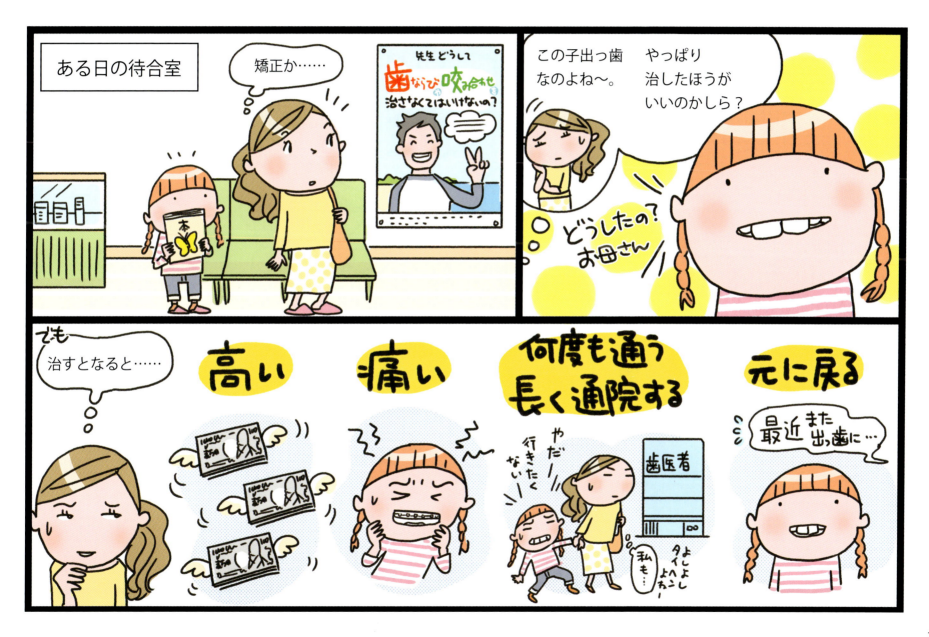

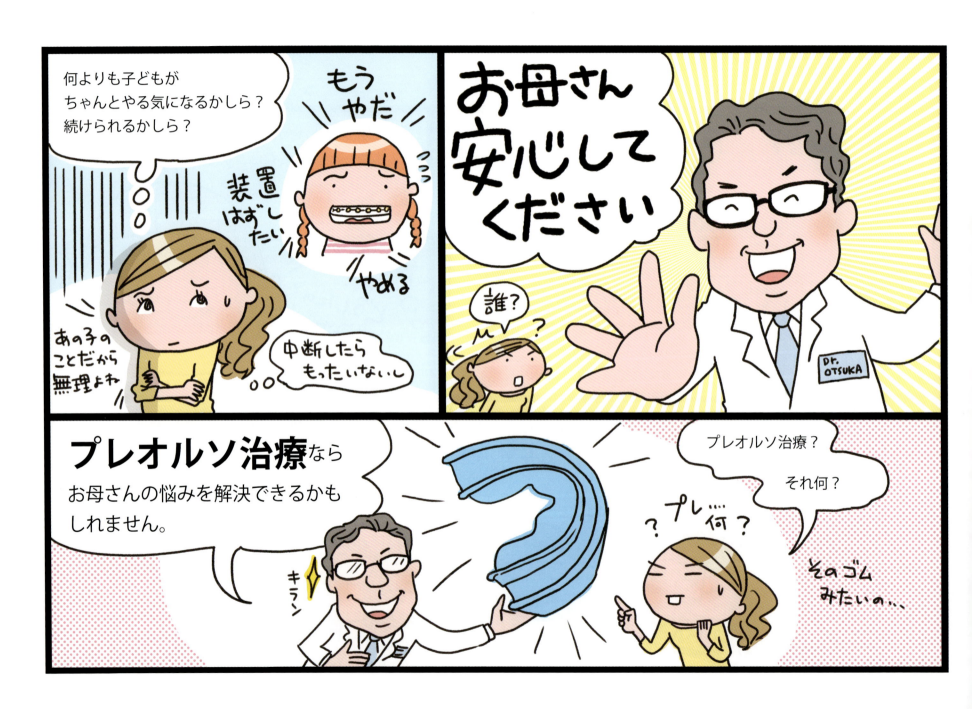

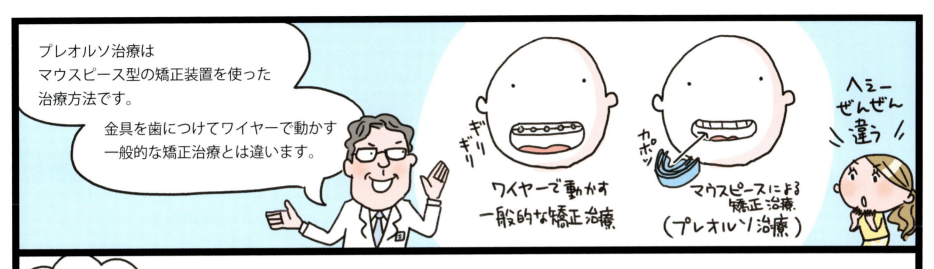

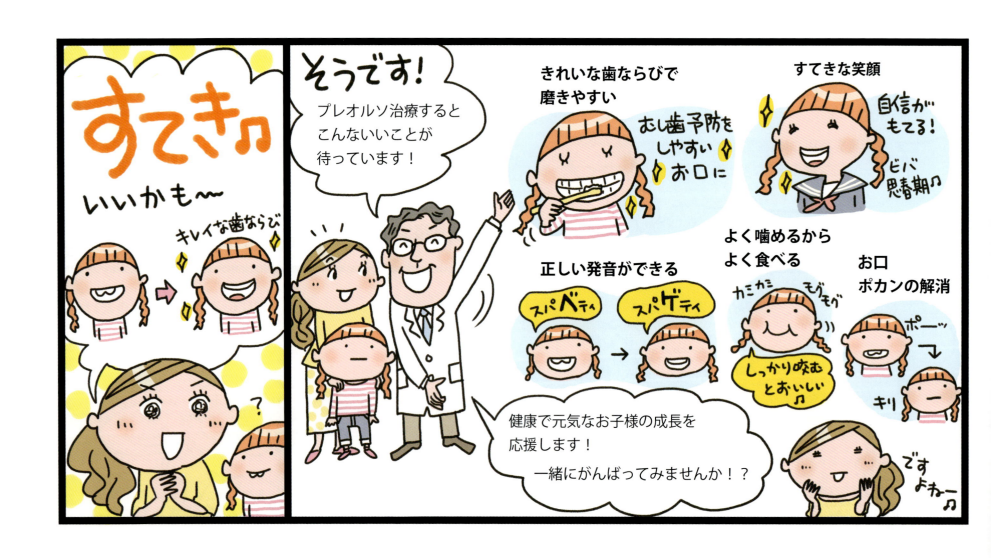

本書では、さらに詳しくプレオルソ治療について解説していきます。実際の治療前後の写真もありますので、お子様のお口の参考にしてください。

まえがき

　私は、矯正専門医として30年以上、矯正臨床に携わってきました。そして多くの子どもの不正咬合を、FKOやビムラー、近年開発された既成の「マウスピース型装置」「マルチブラケット装置（本格矯正）」などを用いて治療を行ってきました。10年程前から、患者さんに負担が少なく、安定した結果を得ることができる治療方法の開発に着手して、以来、試行錯誤を繰り返し、本書で紹介する「プレオルソ」こども歯ならび矯正法に至りました。数年前から日常の臨床で使用できる治療方法および装置が確立し、一般歯科医や矯正専門医の先生方にもこの装置や治療方法を実際の臨床で導入していただき、数々の良い結果の報告をいただいております。

　プレオルソ装置を使った治療法は、上下一体型の「マウスピース型矯正装置」などを用い、装置を利用した口腔機能訓練を同時に行う矯正治療法そのものを指します。従来の固定式のマルチブラケット装置で治す本格矯正とは異なり、実用的な「歯ならび」と「咬み合わせ」を目指す治療法です。また、取り外しができる装置に、顎を拡大する「床矯正装置」がありますが、これは上下別々に装着するため、出っ歯や受け口などの顎の前後的なズレや歯の凹凸を治すには至りません。しかしプレオルソ装置は、上下一体型で歯全体をおおうため、出っ歯や受け口が治りやすく、ある程度の歯の凹凸を治すことも可能です。そして本装置を用いた口腔機能訓練を同時に行うことで、大きな効果を得られます。

　今回、「プレオルソ」こども歯ならび矯正法を1冊にまとめる機会にめぐまれました。本書をとおして、より多くのお子様や親御さんに本治療を知っていただき、鼻で呼吸ができる生活を取り戻し、また、しっかり食べて健康的に咀嚼できるお口作りの一助となれば幸いです。ひいては、皆様の健やかな全身の発達・成長を願います。

2017年1月

大塚　淳

大塚矯正歯科クリニック院長

目　次

PART 1 「プレオルソ治療」はどんな歯科矯正治療？ …………11

1. 「プレオルソこども歯ならび矯正法」は、マウスピース型の矯正装置を用いた、3〜10歳ごろのお子様にぴったりな治療法です。……12

2. お子様によっては、プレオルソ治療後に本格矯正をすることもあります。……14

3. プレオルソ装置による治療は、起きている間最低1時間と寝ているときにつけて生活するだけです。……16

4. ご家庭では、お口の周囲筋のトレーニングもしていただきます。……18

5. プレオルソ治療を行うと、たくさんのいいことがあります。……20

6. プレオルソ治療が選ばれるのは、他の歯科矯正治療よりもお子様やご家族の負担が少ない治療法だからです。……21

7. 治療を始めるにあたっては、写真撮影などの資料採取が必要です。……22

8. 治療を開始して安定して歯が動いていれば、3ヵ月に1回の来院で経過をみていきます。……24

9. プレオルソ装置の保管と手入れ……26

PART 2 「プレオルソ治療」で治した例 ……………27
―お子様のお口の治療結果をイメージしてみましょう―

症例	内容	頁
1	上下顎の前歯が強い凸凹をともなう出っ歯	28
2	前歯の凸凹と重度の出っ歯	30
3	前歯のすき間をともない、咬み合わせが深い強度の出っ歯	32
4	前歯の凸凹とすき間をともなう出っ歯	34
5	前歯の凸凹、上顎の内側から生えた歯	36
6	深い咬み合わせ、出っ歯、前歯の凸凹	38
7	前歯の凸凹をともなう出っ歯	40
8	重度の深い咬み合わせと出っ歯、前歯の凸凹	42
9	重度の深い咬み合わせと出っ歯、前歯の凸凹	44
10	永久歯交換後の出っ歯、深い咬み合わせ（プレオルソ治療で本格矯正を回避できたケース）	46
11	前歯の凸凹をともなう深い咬み合わせと出っ歯	48
12	前歯の凸凹をともなう深い咬み合わせ	50
13	咬み合わせが深い出っ歯	52
14	顎関節症状をともなう、下顎後退による出っ歯	54
15	上下顎の前歯の凸凹をともなう出っ歯	56
16	前歯の凸凹をともなう開咬症（前歯が開いている）	58
17	出っ歯をともなう開咬症（前歯が開いている）	60
18	出っ歯をともなう開咬症（前歯が開いている）	62
19	低位舌による開咬症（前歯が開いている）	64
20	前歯のすき間をともなう受け口	66
21	重度の受け口	68
22	前歯の凸凹をともなう受け口	70
23	前歯のすき間をともなう受け口	72
24	前歯が一本のみ逆に咬んでいる（逆被蓋）	74
25	下顎前歯の先天欠如をともなう受け口	76
26	前歯の凸凹をともなう受け口	78
27	前歯の凸凹をともなう受け口	80
28	上顎前歯の萌出遅延と受け口	82
29	乳歯列期の受け口が、永久歯交換後に改善	84
30	骨格性の重度の受け口	86
31	乳歯と永久歯の両方が生えている状態での、前歯の凸凹をともなう受け口	88
32	咬み合わせが深い受け口	90
33	中等度の受け口	92
34	他社の矯正治療器具を用いるも治らず、プレオルソタイプⅢに変更して、早期に受け口が改善したケース	94

執 筆 者 一 覧

[敬称略]

[監修・執筆]

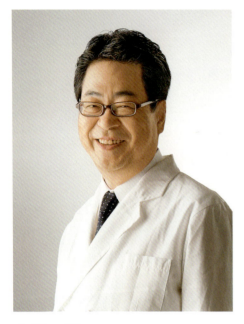

大塚　淳
大塚矯正歯科クリニック
（岡山県開業・歯科医師、
プレオルソ治療開発者）

[執筆]

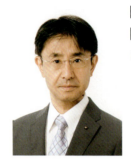

田代芳之
田代歯科医院
（福岡県開業・歯科医師）

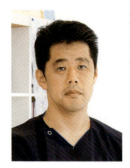

大内仁守
おおうち矯正歯科
小児歯科クリニック
（東京都開業・歯科医師）

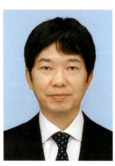

林　正樹
林矯正歯科
（東京都開業・歯科医師）

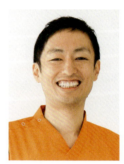

牧野正志
まきの歯列矯正クリニック
（千葉県開業・歯科医師）

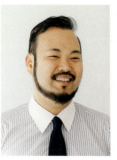

岩田直晃
アールエフ矯正歯科
（東京都開業・歯科医師）

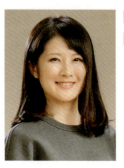

岡　真代
岡矯正歯科
（愛媛県勤務・歯科医師）

PART

1

「プレオルソ治療」は
どんな歯科矯正治療？

1 「プレオルソこども歯ならび矯正法」は、マウスピース型の矯正装置を用いた、3～10歳ごろのお子様にぴったりな治療法です。

　プレオルソ装置と呼ばれるマウスピース型の矯正装置をお口につけて、歯や顎を移動させます。同時にお口の周囲筋のトレーニングを行うことで、歯ならびや咬み合わせを治します。この装置は、口呼吸から鼻呼吸に促すことができる他、舌の正しい位置や正しい発音をトレーニングできる機能（舌矯正装置）も持っています。

　プレオルソ装置は、ポリウレタン等を使用しているため弾性があり、お口につけたときにほとんど痛みを感じません。

プレオルソ装置

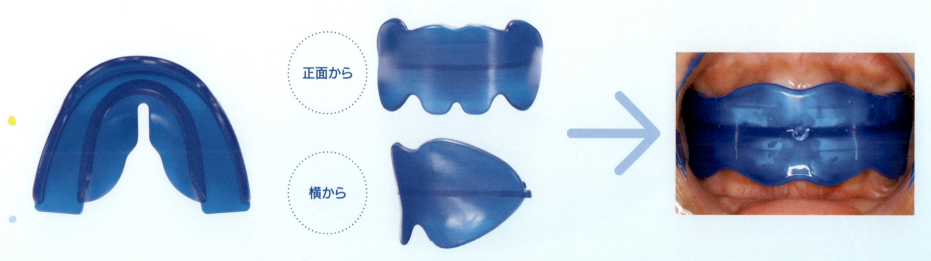

正面から

横から

お口の中の装着イメージ

舌
プレオルソ装置

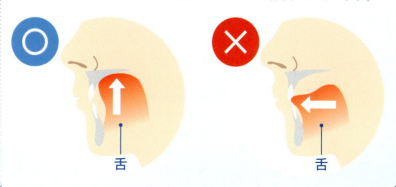

舌の正しい位置は、上顎に舌の先がついている状態です。
プレオルソ装置は、舌が正しい位置になるように設計されています。

○ 舌　　×舌

3～10歳ごろのお子様で、下記に該当する場合は
プレオルソ装置で治療が可能です。

- ☐ 出っ歯（上顎前突）
- ☐ 咬み合わせが深い（過蓋咬合）
- ☐ 受け口（反対咬合、下顎前突）
- ☐ がたがたの歯ならび（叢生）
- ☐ 前歯の上と下が咬み合っていない（開咬）

※上記に該当しても、舌の癖などにより装置がお口に入らない場合は
治療ができません。

2 お子様によっては、プレオルソ治療後に本格矯正をすることもあります。

　矯正治療は大きく1期と2期に分けられ、プレオルソ治療は1期治療に属します。1期治療とは、3〜10歳（乳歯の時期〜乳歯と永久歯が混在している時期）ぐらいから始める子どもの矯正治療です。ケースによっては、プレオルソ治療で1期治療を行い、2期治療として本格矯正（歯に金具をつけてワイヤーで歯を動かす治療）を行うこともあります。

　また、すべて永久歯に生えかわっている12〜13歳以上は、骨が固いので取り外しのできるプレオルソ治療はできず、基本的に本格矯正の治療を行うこともあります。

［パターン1］プレオルソ治療のみ

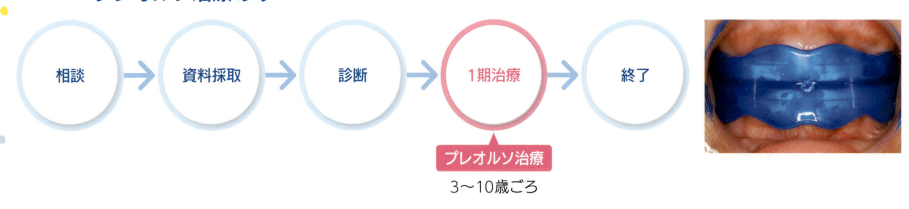

1期治療としてプレオルソ治療を選択した場合でも、お子様のお口の状態によっては、1期治療中に本格矯正治療を併用することもあります。

［パターン2］プレオルソ治療と部分的な固定式装置の併用

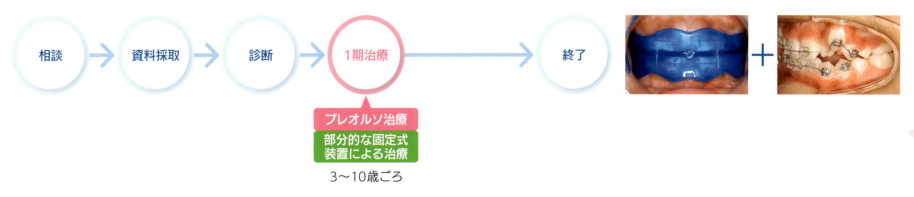

相談 → 資料採取 → 診断 → 1期治療 → 終了

プレオルソ治療
部分的な固定式装置による治療
3〜10歳ごろ

［パターン3］プレオルソ治療後に本格矯正治療

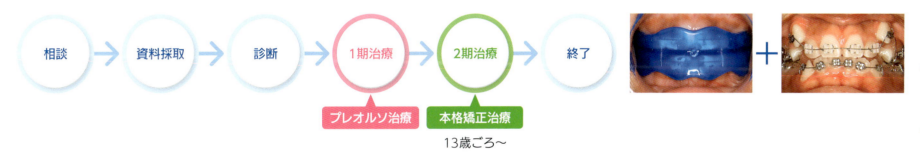

相談 → 資料採取 → 診断 → 1期治療 → 2期治療 → 終了

プレオルソ治療
本格矯正治療
13歳ごろ〜

［パターン4］本格矯正治療のみ

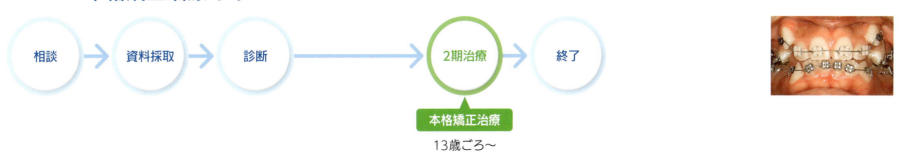

相談 → 資料採取 → 診断 → 2期治療 → 終了

本格矯正治療
13歳ごろ〜

ここで紹介したものは主なパターンです。お子様の状態によっては、これ以外の治療の流れも考えられます。

3 プレオルソ装置による治療は、起きている間最低1時間と寝ているときにつけて生活するだけです。

　プレオルソ装置を使用するのは、起きている間最低1時間と、寝ているときだけです。そのため学校に持って行って紛失するおそれもありません。

　使い始めは窮屈感があり、舌にも違和感があります。ただしその違和感は3～4ヵ月でなくなります。つけながら話すこともできるため、他の矯正治療にくらべお子様の負担はかなり軽減できます。

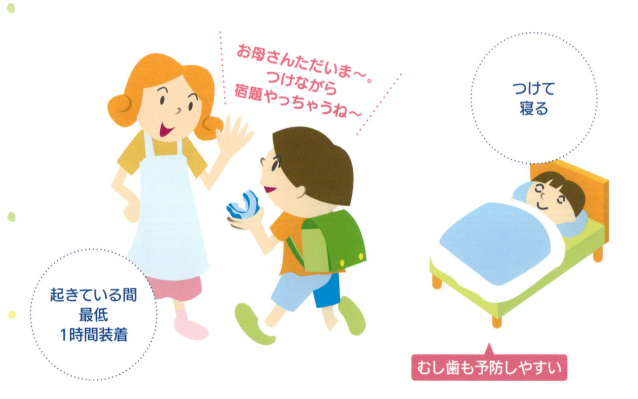

寝る前には歯みがきを！フッ素の力でさらにむし歯予防もUP！

むし歯になりやすい時期のため、寝る前に装置を外して歯みがきをします。その際、フッ素入り歯みがき粉を使ってください。その後にプレオルソ装置をつけて寝れば、フッ素が唾液で流れにくいので、よりむし歯予防効果が期待できます。

寝るときは、唇を内側に入れ込みテープを貼っていただきます。

テープの貼り方例

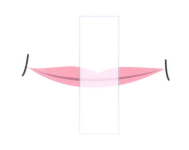
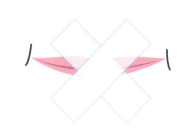

テープの種類は、包帯をとめるサージカルテープです。

[テープを貼る目的]
1. お口から装置が出ないため
2. 装置の効果を高めるため
3. 鼻呼吸を促すため

プレオルソ装置の使用にあたってのお願い

- ☐ 日中の使用が、とても重要で効果的です。最低1時間使用してください。
- ☐ 使用前は、必ず歯みがきをしてください。
- ☐ 最初の段階で、お子様によっては特に前歯にやや痛みを感じることがあります。その場合、使用時間を減らし、痛みがなくなりましたら、通常の使用時間に戻してください。
- ☐ 装置が歯ぐきに当たって痛いなどの症状がありましたら、一旦使用を中止してご連絡ください。
- ☐ 使用時はお口を閉じてお鼻で呼吸をしてください。
- ☐ 使用していても会話はできますが、それ以外のときはお口を閉じるようにしてください。
- ☐ 力を入れて横にずらして咬まないようにしてください（右写真）。
- ☐ 使用中に唾液がたくさん出ます。装置を入れたまま唾液を飲み込む練習をしてください。
- ☐ 使用したまま寝てください。
- ☐ 装置がお口から出ないために唇にテープを貼って寝てください。
- ☐ 装置は来院の際、必ずお持ちください。

横咬みの跡

プレオルソ装置は縦方向の力には強いですが、横からの力には弱いです。横にずらして咬むと変形しやすいです。

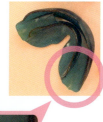
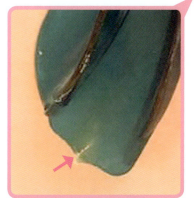

4 ご家庭では、お口の周囲筋のトレーニングもしていただきます。

お口の周囲筋のトレーニングをすることでよりスムーズに歯が移動し、治療期間が短くなることもあります。また後戻りを防ぎます。

ご家庭で行っていただくトレーニングは2つありますが、お子様が簡単に行えるものです。

舌の正しい位置と間違った位置

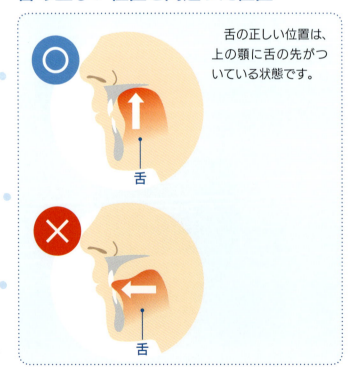

舌の正しい位置は、上の顎に舌の先がついている状態です。

[トレーニング1] 装置をつけて会話、嚥下をする（パフパフ法）

「パフパフ法」と呼びますが、装置をつけて会話したり嚥下したりするだけです。特別に何かしてもらうことはありません。装置をつけることで舌が正しい位置を覚え、正しい嚥下が自動でできるようになります。また、上顎に舌を押し当てた状態になるため、舌を出しながらサ行、タ行を発音するお子様も、正しい舌の位置で発音できるようになります。

基本的に日中は最低1時間は使用してもらいますが、長くつけられるのであれば、その方がよりトレーニングになります。ただし、無理は禁物です。

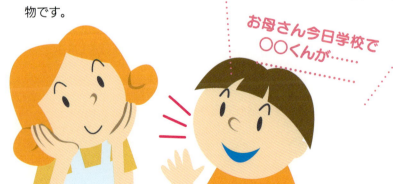

お母さん今日学校で○○くんが……

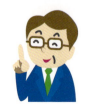

これを「パフパフ法」と呼んでいます。

[トレーニング2] あいうべ体操

「あ」「い」「う」「べー（舌を出す）」と強調的にお口を動かしてそれぞれを発音します。これをすることで、お口の周囲筋のトレーニングになり、さらに唾液が多く出て風邪やインフルエンザ予防にもなるともいわれています。

> おうちの方も
> お子様と一緒に
> あいうべ体操を
> してみましょう！

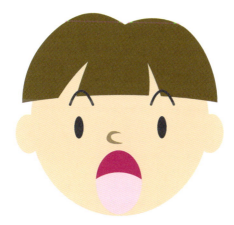
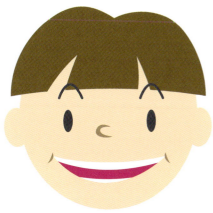
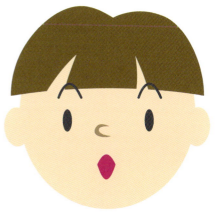
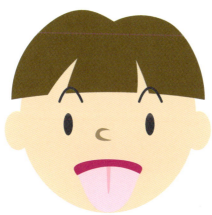

あー ❶お口を縦に大きく開ける。

いー ❷唇の端を上方、後ろにしっかり引く。

うー ❸お口をすぼめる（お口の周りの筋肉にキュッと力を入れる）。

べー ❹舌を出せるところまで出す（舌を出して戻ったところが正しい舌の位置です）。

今井一彰先生考案（みらいクリニック・医師）

5 プレオルソ治療を行うと、たくさんのいいことがあります。

プレオルソ治療後には……

1 きれいな歯ならびでみがきやすくなり、むし歯や歯周病になりにくくなります。

2 食べ物をよく咬んで食べることができるようになります。

3 自信がもてるようになります。

4 正しい発音ができるようになります。

5 正しい嚥下ができるようになります。

6 口呼吸から鼻呼吸になります。

昨今、口呼吸のお子様が非常に多いです。アレルギー性鼻炎や扁桃腺などの原因が挙げられますが、軟らかい食物が多いためにあまり咬まず、口輪筋が緩んでしまっていることも原因のようです。すべてのお子様の口呼吸が鼻呼吸になるわけではありませんが、プレオルソ装置を使用し、お口の周囲筋のトレーニングを実践することで、鼻呼吸を促すことが期待できます。

口呼吸の弊害
- 口が乾燥する
- 舌に癖がある
- 歯周病になりやすい
- 風邪をひきやすい(咽頭部感染)
- 口臭が出やすい
- むし歯になりやすい
- 集中力がない
- 喘息を惹起する

など

7 指しゃぶりをやめられます。

プレオルソ装置を使用中は、物理的に指がお口に入りませんので、指しゃぶりができなくなります。それまで「指しゃぶりダメ!」と怒っていた親御さんは、お子様を叱らなくて済みます。そうするとお子様は叱られないから積極的に装置をつけようとします。使用時間が長くなり、歯ならびも劇的に変化してくるので、一石二鳥というわけです。

ここで紹介したものは一例です。お子様の状態によってさまざまな"いいこと"があります。

6 プレオルソ治療が選ばれるのは、他の歯科矯正治療よりもお子様やご家族の負担が少ない治療法だからです。

　現在、歯科矯正にはさまざまな治療法があります。中でもプレオルソ治療が属するマウスピース型矯正装置を使った治療は、多種多様です。しかし、プレオルソ治療が他のものと大きく異なる点は、お子様やご家族の負担が少なく、さらにお口の周囲筋などのトレーニングが併せて行われるためです。つまり後戻りがしにくくなります。

プレオルソ治療を行うメリット

- 弾性のある柔らかい素材であるため、痛みがほとんどありません。
- 学校に装置を持って行く必要がないため、紛失することがほとんどありません。（家にいるときだけの使用で十分です）
- 装置の調整がほとんどないため、通院間隔が長く、遠方の方でも矯正治療が可能です。
- 弾性のある柔らかい素材であるため、装置が壊れることはまずありません。
- 弾性のある柔らかい素材であるため、装着したままお口の周囲筋のトレーニングができ、後戻り予防になります。

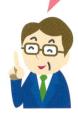

一般的な矯正治療にくらべ、お子様やご家族の負担が断然少ないです。

7 治療を始めるにあたっては、写真撮影などの資料採取が必要です。

「5点セット」といわれる資料を集めます。

① お顔の写真

唇の状態や、笑ったときの歯ぐきの見え方などを確認するために撮影します。

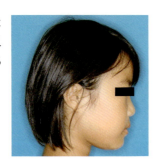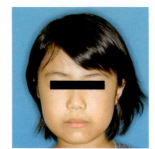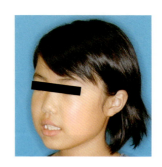

③ 歯型の模型

歯科専用の印象材を使用して歯の型をとり、石膏を流して模型を作ります。歯の裏側から確認したり、咬み合わせをチェックするために活用します。

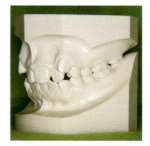

② お口の写真

歯ならびや咬み合わせ、小帯（唇の内側や舌の下側にある細いすじ）などを確認するために撮影します。

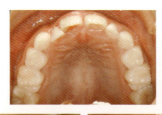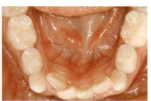
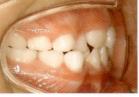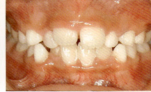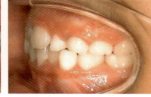

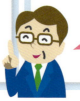

> 治療が開始するとお口の写真だけは2～3ヵ月ごとに撮影し、5点セットは年に1回行って診断します。

④ レントゲン写真

頭部またはお口のレントゲン写真を撮影します。これから生えてくる歯の状態や顔の形などを把握するためです。

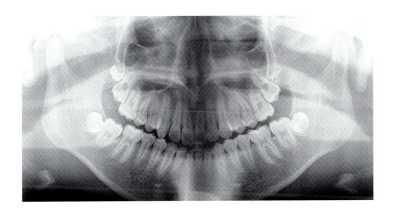

⑤ 正面の写真

顔の真ん中と、歯の真ん中の位置関係などを確認するために撮影します。

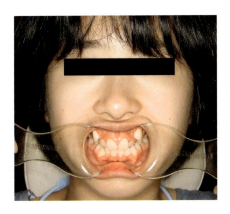

経過をみていくと変化がよくわかります。

矯正が必要なお子様のよくあるお口の特徴

■ 過蓋咬合（かがいこうごう）
上と下の歯の咬み合わせが深い状態のことです。

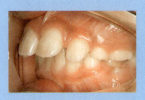

■ 低位舌（ていぜつ）
舌の位置が正常より低位にある状態を「低位舌」といいます。嚥下（飲み込み）、発音などが正しく機能しないことにより、不正咬合（歯ならびが悪い、出っ歯、受け口など）を発現します。

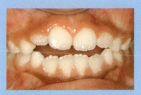

低位舌により、前歯が咬み合っていません。

■ 上唇小帯（じょうしんしょうたい）
上唇の裏側から上前歯の歯ぐきへと伸びるすじのことです。成長にともない、上唇小帯は歯ぐきの上方へとずれていくのが一般的ですが、まれに異常もみられます。放っておくと前歯にすき間ができたり、上唇の動きが阻害されるなどの影響があります。処置をすることがあります。

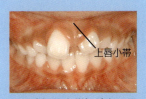

上唇小帯

すじ（上唇小帯）が太く長いため、前歯にすき間があります。

■ 下口唇（かこうしん）を咬む癖
上顎の前歯と下顎の前歯に下の唇を入れて咬む癖のお子様がときどきみられます。癖を続けると、出っ歯がより強くなっていきます。

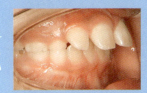

下の唇を咬む癖があるため出っ歯になっています。

8 治療を開始して安定して歯が動いていれば、3ヵ月に1回の来院で経過をみていきます。

こんなお子様の来院の流れ

- ☐ 出っ歯
- ☐ がたがたの歯ならび
- ☐ 咬み合わせが深い
- ☐ 前歯の上と下が咬み合っていない

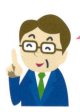

改善には、ご家庭での装置の使用とお口の周囲筋のトレーニング（あいうべ体操）が不可欠です。

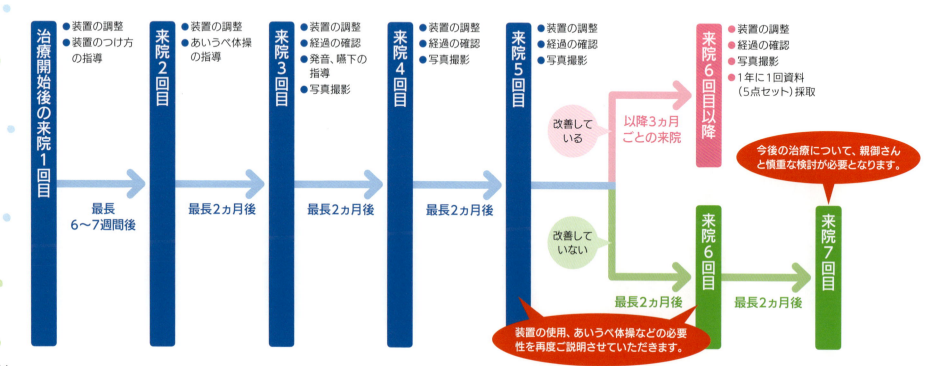

治療開始後の来院1回目
- 装置の調整
- 装置のつけ方の指導

最長6〜7週間後

来院2回目
- 装置の調整
- あいうべ体操の指導

最長2ヵ月後

来院3回目
- 装置の調整
- 経過の確認
- 発音、嚥下の指導
- 写真撮影

最長2ヵ月後

来院4回目
- 装置の調整
- 経過の確認
- 写真撮影

最長2ヵ月後

来院5回目
- 装置の調整
- 経過の確認
- 写真撮影

改善している → 以降3ヵ月ごとの来院

来院6回目以降
- 装置の調整
- 経過の確認
- 写真撮影
- 1年に1回資料（5点セット）採取

改善していない

最長2ヵ月後

来院6回目

装置の使用、あいうべ体操などの必要性を再度ご説明させていただきます。

最長2ヵ月後

来院7回目

今後の治療について、親御さんと慎重な検討が必要となります。

こんなお子様の来院の流れ

- ☐ 受け口

定期的な来院をお願いします!

プレオルソ治療でご来院いただいたときは、正常なお口へ導くために、お口の変化や装置の使用状況の確認、装置の調整などを行います。そのため時期がきたら必ず来院をお願いします。

来院時に行うこと
- ■ ご家庭での使用状況、あいうべ体操の実施状況を確認します。
- ■ 装置の調整を行います。
- ■ 装置に破損などがないか確認します。
- ■ 正しい嚥下の仕方をお伝えし、確認します。
- ■ 正しい発音を指導し、確認します。
- ■ 舌の動きを確認します。

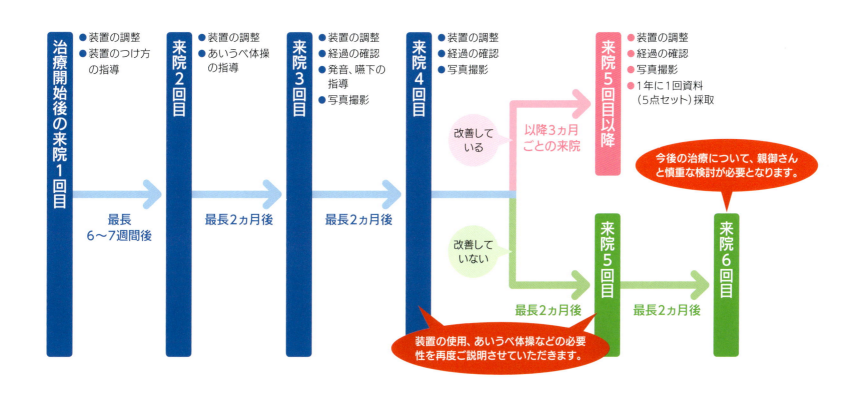

9 プレオルソ装置の保管と手入れ

　使用したプレオルソ装置は、お水ですすぎ、ケースに入れて保管します。1日1回、中性洗剤を用いてブラシでみがきます。また週1回、義歯洗浄剤あるいは4倍に薄めた哺乳びん用の除菌液に浸漬させます。

　ご家庭でも落とせないような強い汚れが付着したときは、歯科医院で洗浄しますのでお持ちください。なお、プレオルソ装置は1年で新品に交換します。

毎日のお手入れ
中性洗剤を使ってブラシでみがきます。

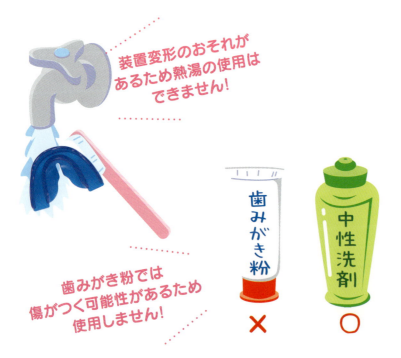

装置変形のおそれがあるため熱湯の使用はできません！

歯みがき粉では傷がつく可能性があるため使用しません！

週1回のお手入れ
義歯洗浄剤、または4倍に薄めた哺乳びん用の除菌液に漬けます。

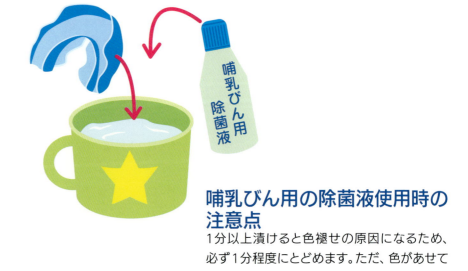

哺乳びん用の除菌液使用時の注意点
1分以上漬けると色褪せの原因になるため、必ず1分程度にとどめます。ただ、色があせても機能に変わりはありません。

PART
2

「プレオルソ治療」で治した例
―お子様のお口の治療結果をイメージしてみましょう―

症例1 上下顎の前歯が強い凸凹をともなう出っ歯

患者DATA 初診時：10歳2ヵ月　性別：女性

治療開始時（10歳2ヵ月）

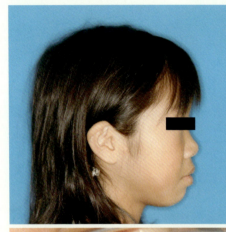
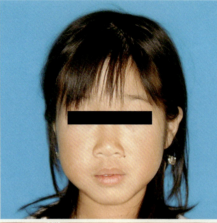
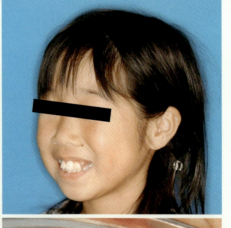
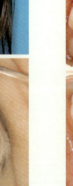
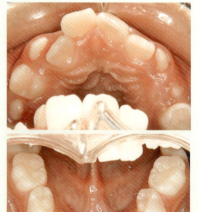
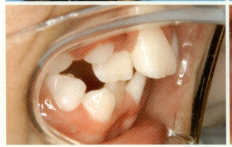
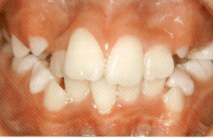
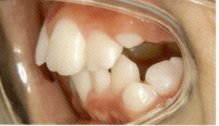

〈治療開始時〉　10歳の女の子です。上下顎の前歯が強い凸凹をともなう出っ歯を気にされ来院しました。上顎は強く前に突き出ているため口元も突出しており、いつもお口が開いていて、口呼吸なのでよくのどを痛めます。お口を閉じようとすると、下唇の下にある「チンボタン」と呼ばれる出っ歯特有の「しわ」が見られます。プレオルソタイプⅠにて治療を開始しました。

〈動的治療終了後〉　プレオルソ治療の効果で狭かった顎は広がり、出っ歯が治ったのでお口が閉じやすくなりました。前歯の凸凹がまだ残っています。

〈永久歯生え変わり後〉　その後、前歯だけ固定式装置を用い、半年ほどできれいになりました。前歯も奥歯も安定しており、お口が閉じやすくなったので、のどを痛めることも少なくなったようです。

症例提示者：大塚　淳／大塚矯正歯科クリニック

動的治療終了後（12歳0ヵ月）

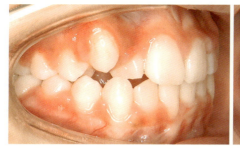
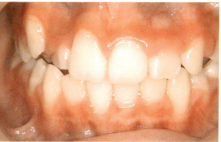
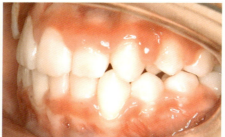
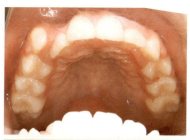

永久歯生え変わり後（12歳10ヵ月）

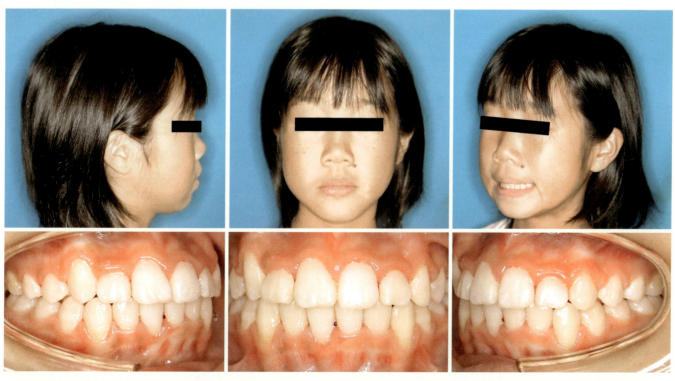
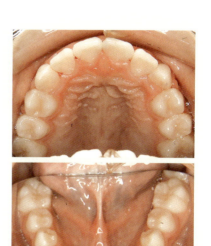

前歯の凸凹と重度の出っ歯

患者DATA　初診時：7歳2ヵ月　性別：女性

治療開始時（7歳2ヵ月）

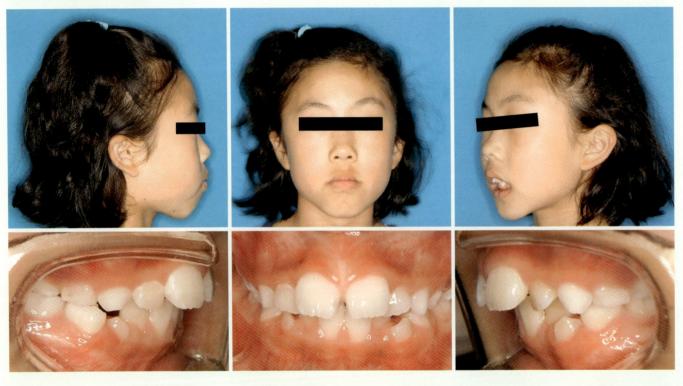
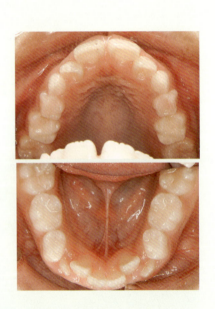

〈治療開始時〉　7歳の女の子です。前歯の凸凹と重度の出っ歯のため、まったくお口が閉じれないことを気にされ来院されました。いつもお口が開いていて、口呼吸なのでよく風邪を引かれるそうです。お口を閉じようとすると、下唇の下にある「チンボタン」と呼ばれる出っ歯特有の「しわ」が見られます。プレオルソタイプⅠにて治療を開始しました。

〈動的治療終了後〉　プレオルソ治療の効果で前歯の凸凹と出っ歯が改善されました。奥歯の永久歯交換まで経過観察を行っています。
〈永久歯生え変わり後〉　前歯だけ固定式装置を用い半年ほどできれいになりました。治療開始時の横向きの写真と比べると、強く突出していた口元が大きく改善され、見違えるようにきれいになりました。自然にお口を閉じれるようになり、風邪も引きにくくなりました。

症例提示者：大塚　淳／大塚矯正歯科クリニック

動的治療終了後（8歳2ヵ月）

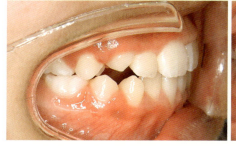
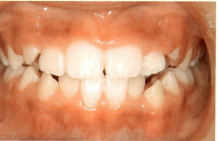
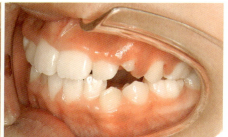
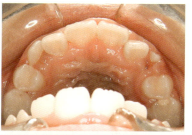
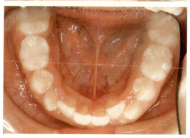

永久歯生え変わり後（9歳10ヵ月）

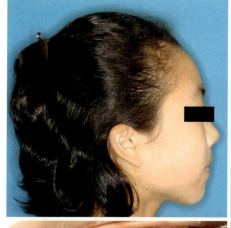
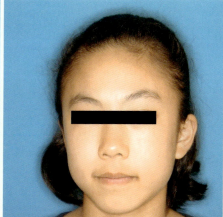
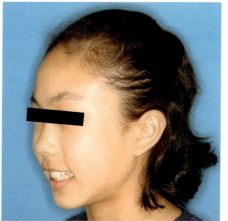
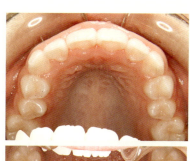
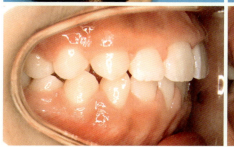
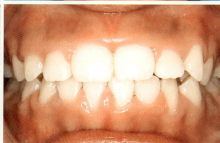
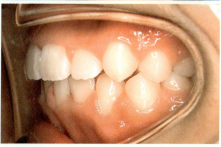
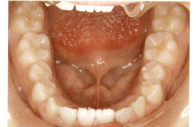

症例3 前歯のすき間をともない、咬み合わせが深い強度の出っ歯

患者DATA 初診時：9歳1ヵ月　性別：男性

治療開始時（9歳1ヵ月）

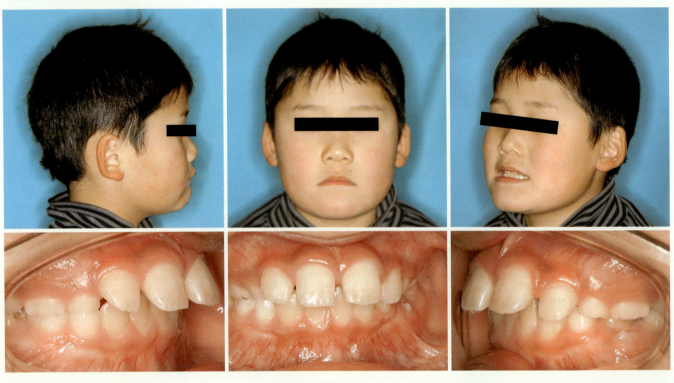
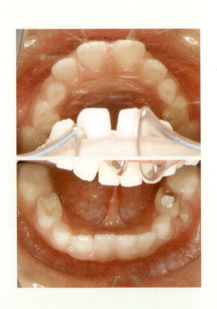

〈治療開始時〉　9歳の男の子です。前歯のすき間と出っ歯を気にされて来院されました。前歯の中央にあるすじ（上唇小帯）が太く長いため、前歯にすき間があります。また、上顎の前歯と下顎の前歯に下の唇が入り、それを咬む癖があるので、出っ歯がより強くなっています。咬み合わせが深く、下顎の前歯が上顎の歯ぐきに食いこんでいる状態です。プレオルソタイプⅠにて治療を開始しました。

〈動的治療終了後〉　前歯の中央にあるすじ（上唇小帯）を処置したので、すき間も閉じました。咬み合わせが正常になり、出っ歯がかなり改善しました。装置はいったん中止して経過観察となりました。

〈永久歯生え変わり後〉　出っ歯、咬み合わせが良くなり、下の前歯が見えるようになりました。下唇を咬み込む癖もなくなり、きれいな歯ならびと咬み合わせになりました。

症例提示者：大塚　淳／大塚矯正歯科クリニック

動的治療終了後（11歳4ヵ月）

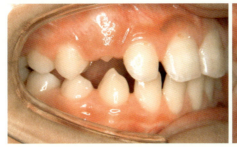
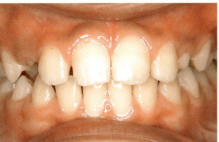
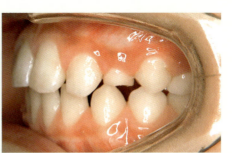
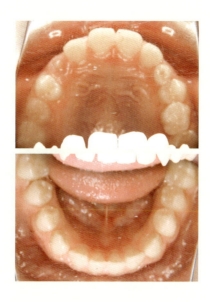

永久歯生え変わり後（12歳10ヵ月）

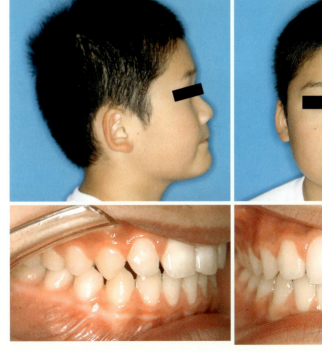
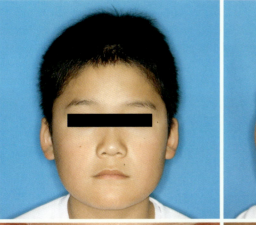
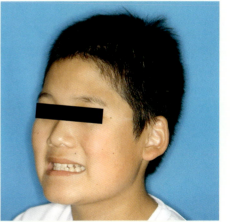
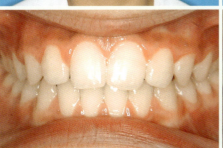
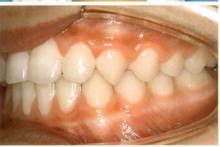
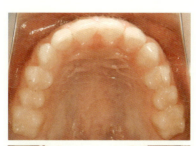
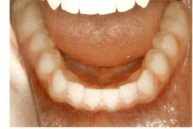

症例4 前歯の凸凹とすき間をともなう出っ歯

患者DATA 初診時：7歳9ヵ月　性別：女性

治療開始時（7歳9ヵ月）

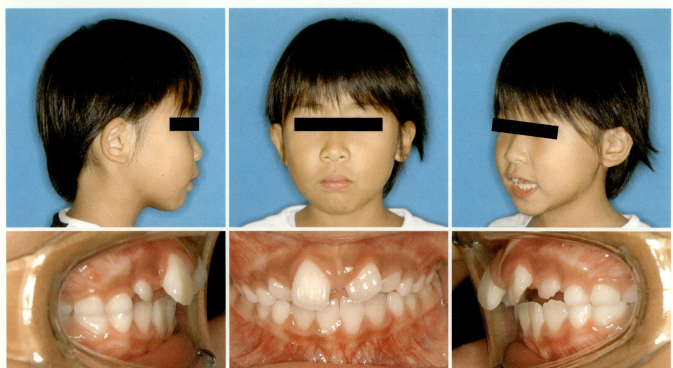

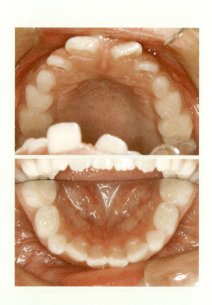

〈治療開始時〉 7歳の女の子です。前歯のすき間と出っ歯を気にされて来院しました。前歯の中央にあるすじ（上唇小帯）が太く長いため、前歯にすき間があります。歯ぐきも少し腫れています。プレオルソタイプⅠにて治療を開始しました。

〈動的治療終了後〉 前歯の中央にあるすじ（上唇小帯）を処置したので、すき間が閉じ、歯ぐきの腫れも治まりました。プレオルソ治療の効果で咬み合わせが正常になり、出っ歯がかなり改善しました。装置はいったん中止して経過観察となりました。

〈永久歯生え変わり後〉 出っ歯、咬み合わせがよくなり、きれいな歯ならびになりました。

症例提示者：大塚　淳／大塚矯正歯科クリニック

動的治療終了後（8歳4ヵ月）

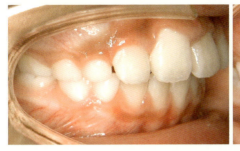
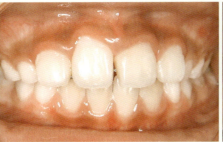
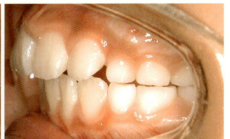
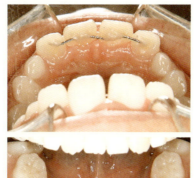
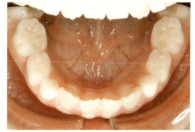

永久歯生え変わり後（14歳3ヵ月）

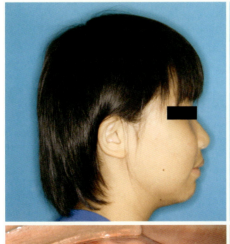
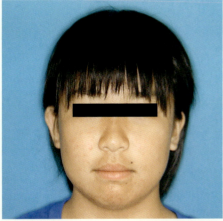
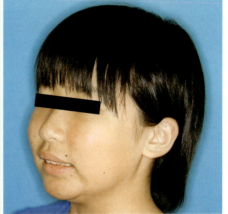
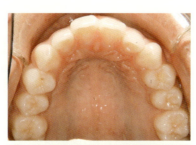
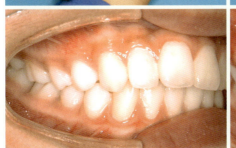
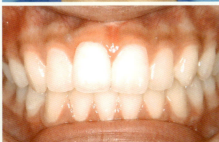
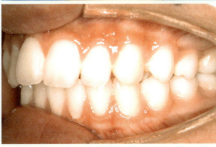
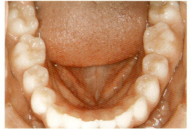

症例 5 前歯の凸凹、上顎の内側から生えた歯

患者DATA 初診時：8歳5ヵ月　性別：女性

治療開始時（8歳5ヵ月）

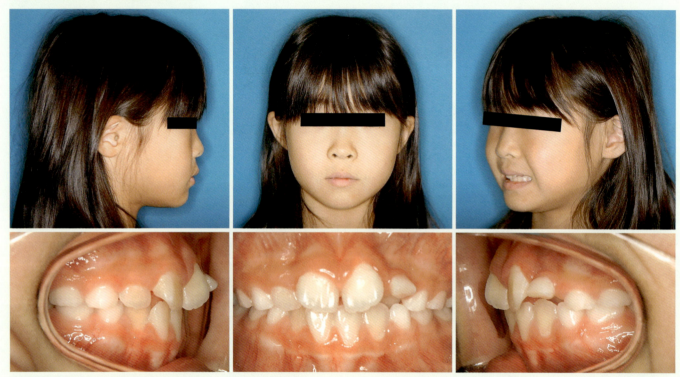
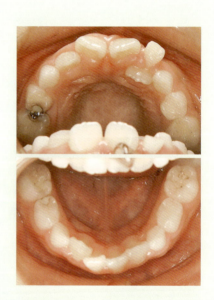

〈治療開始時〉　8歳の女の子です。口元が少し出ており、上顎の前歯の生え方が気になって来院されました。上の前歯は永久歯が生えてくるスペースが足りないため、1本だけ内側から生えてきています。下の歯ならびも顎が狭いため、少し凸凹になっています。プレオルソタイプⅠにて治療を開始しました。

〈動的治療終了後〉　治療開始から1年強で、内側から生えていた歯が前に出てきてきれいにならんできました。
〈永久歯生え変わり後〉　その後経過観察を行い、口元も締まった感じになり、横顔もきれいになりました。凸凹がほとんどなくなり、良い歯ならびと咬み合わせになりました。

症例提示者：大塚　淳／大塚矯正歯科クリニック

動的治療終了後（10歳1ヵ月）

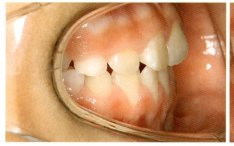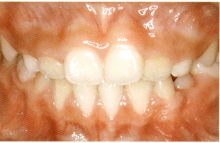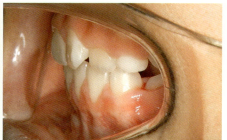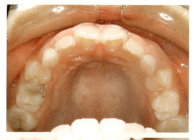
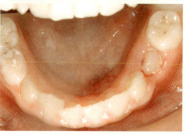

永久歯生え変わり後（12歳5ヵ月）

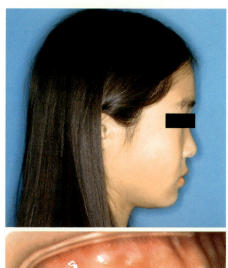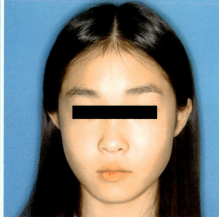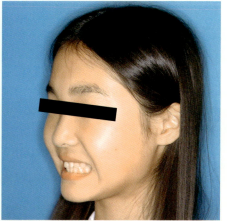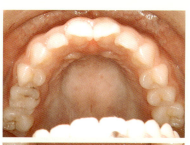
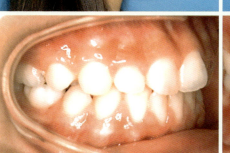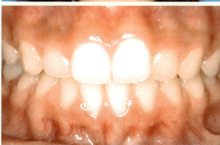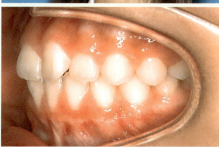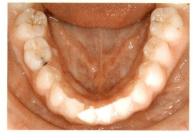

症例6 深い咬み合わせ、出っ歯、前歯の凸凹

患者DATA 初診時：9歳8ヵ月　性別：男性

治療開始時（9歳8ヵ月）

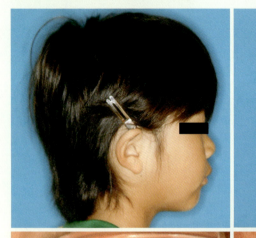
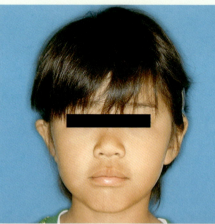
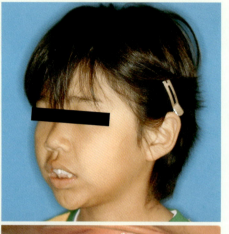
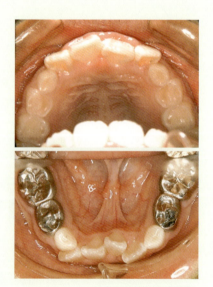

〈治療開始時〉　9歳の男の子です。出っ歯で口元が出ていること、凸凹のある歯ならびを気にされ来院されました。咬み合わせが深く下の前歯が見えません。そのため下顎の成長が上顎によって抑えられています。下顎の歯ならびはかなり凸凹しています。プレオルソタイプⅠにて治療を開始しました。

〈動的治療終了後〉　1年半ほどたつと咬み合わせが良くなり、下の前歯が見えてきました。凸凹はほぼ改善しました。

〈永久歯生え変わり後〉　装置を使用しながら経過観察を行い、現在すべて永久歯に交換しています。口元は締まり、出っ歯は改善し、上顎と下顎の凸凹はほぼなくなりました。きれいなアーチ状の歯ならびと咬み合わせになりました。

症例提示者：大塚　淳／大塚矯正歯科クリニック

動的治療終了後（11歳1ヵ月）

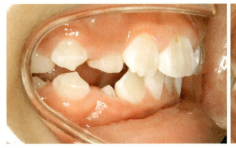
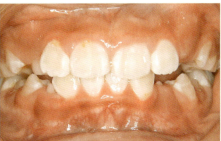
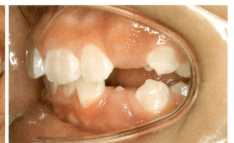
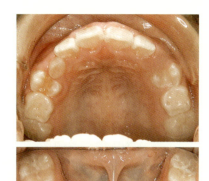

永久歯生え変わり後（13歳11ヵ月）

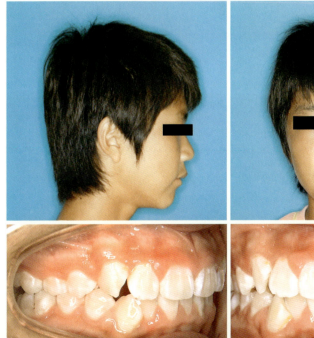
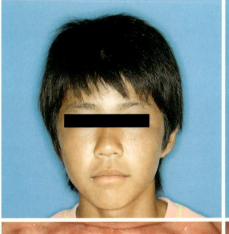
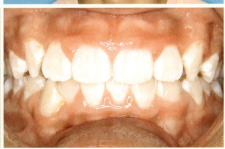
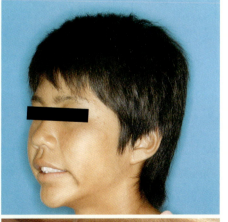
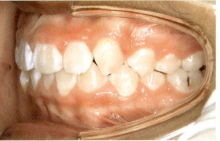
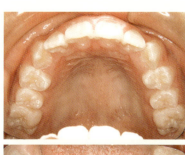
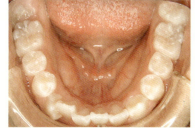

症例7 前歯の凸凹をともなう出っ歯

患者DATA　初診時：9歳9ヵ月　性別：女性

治療開始時（9歳9ヵ月）

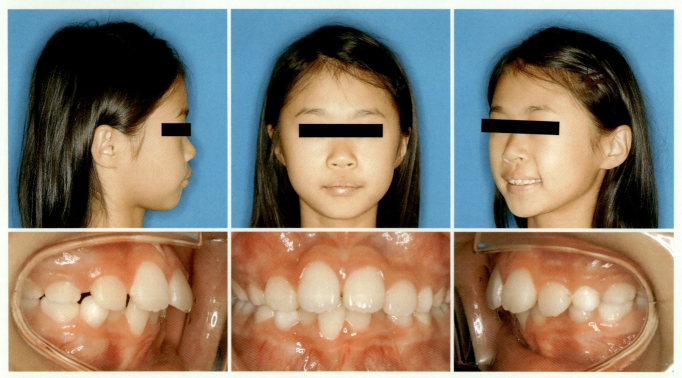
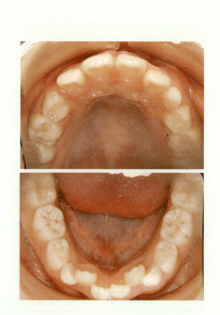

〈治療開始時〉　9歳の女の子です。口元と凸凹の前歯が前に出ていることを気にして来院されました。上の前歯が前に突出しているので、口を閉じたときの横顔の口元も突出しています。下の前歯も強い凸凹があります。プレオルソタイプⅠにて治療を開始しました。

〈動的治療終了後〉　プレオルソ治療の効果で狭かった顎は広がり、出っ歯が治ったので口が閉じやすくなりましたが、上顎前歯の凸凹がまだ残っています。

〈永久歯生え変わり後〉　前歯だけ固定式装置を用い半年ほどできれいになりました。前歯も奥歯も安定しており、横顔の口元もすっきりしてお口も閉じやすくなりました。

症例提示者：大塚　淳／大塚矯正歯科クリニック

動的治療終了後（12歳9ヵ月）

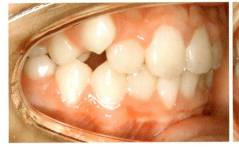
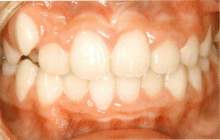
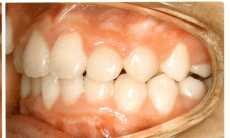
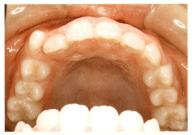
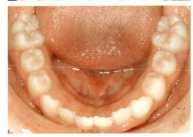

永久歯生え変わり後（13歳6ヵ月）

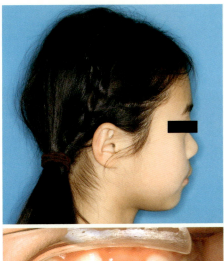
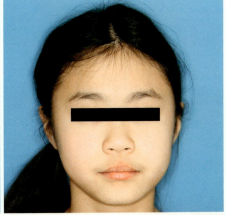
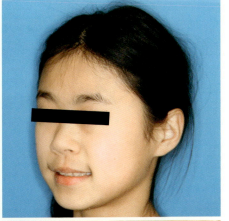
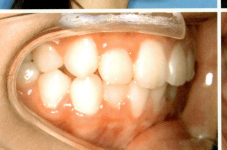
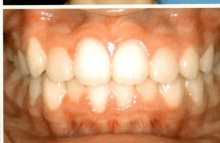
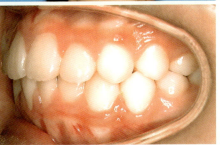
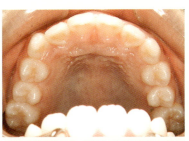
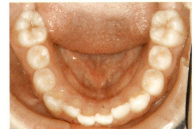

症例8 重度の深い咬み合わせと出っ歯、前歯の凸凹

患者DATA 初診時：10歳5ヵ月　性別：男性

治療開始時（10歳5ヵ月）

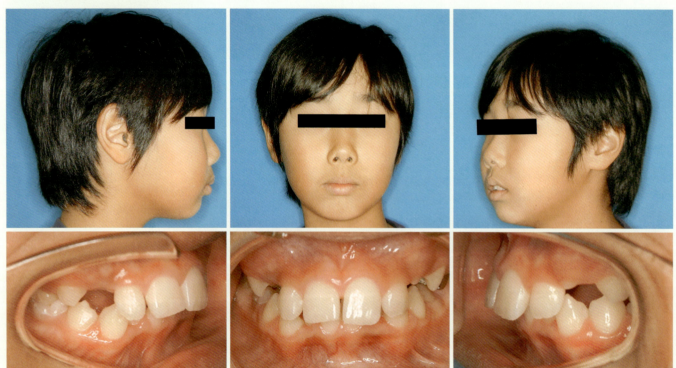
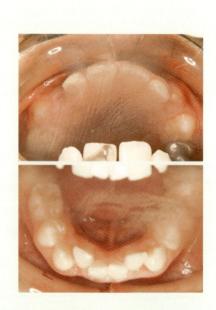

〈治療開始時〉　10歳の男の子です。重度の出っ歯、口元が出ていること、凸凹の歯ならびを気にされ来院されました。咬み合わせが深く、下の前歯が見えません。そのため下顎の成長が上顎によって抑えられています。下顎の歯ならびはひどく凸凹しています。プレオルソタイプⅠにて治療を開始しました。

〈動的治療終了後〉　約1年半が経過しました。咬み合わせはかなり良くなり下の前歯が見えてきました。凸凹もほぼ改善しましたが、まだ少し出っ歯です。

〈永久歯生え変わり後〉　装置を使用しながら経過観察を行い、現在すべて永久歯に交換しています。口元は締まり、出っ歯、上顎と下顎の凸凹はほぼ改善し、きれいなアーチ状の歯ならびと咬み合わせになりました。

症例提示者：大塚　淳／大塚矯正歯科クリニック

動的治療終了後（11歳1ヵ月）

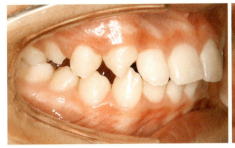
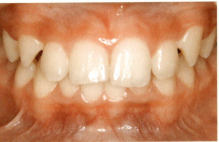
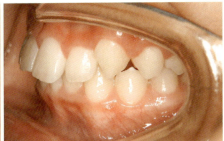
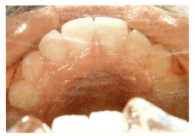
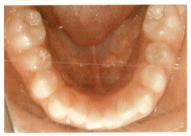

永久歯生え変わり後（14歳7ヵ月）

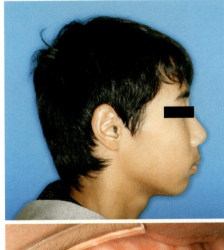
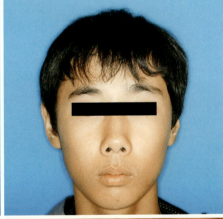
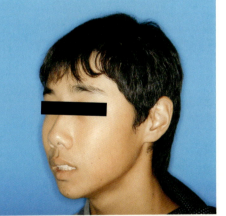
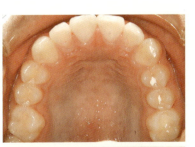
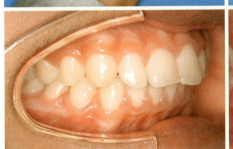
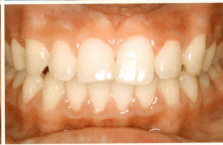
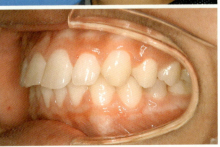
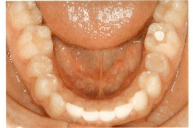

重度の深い咬み合わせと出っ歯、前歯の凸凹

症例 9

患者DATA　初診時：8歳5ヵ月　性別：女性

治療開始時（8歳5ヵ月）

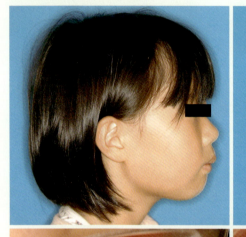
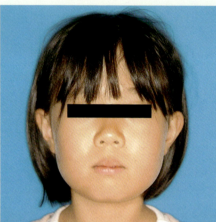
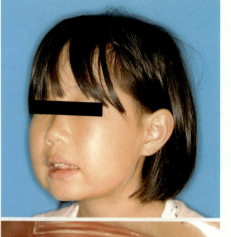
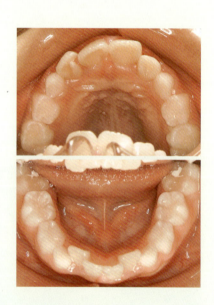

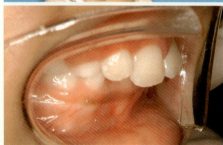
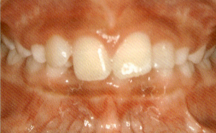
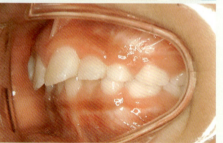

〈治療開始時〉　8歳の女の子です。出っ歯で口元が出ていることや前歯の凸凹を気にされ来院されました。出っ歯のため下唇を咬む癖があります。プレオルソを装着しているときはその下唇を咬む癖を治すことができます。プレオルソタイプⅠにて治療を開始しました。

〈動的治療終了後〉　約1年半経過しました。出っ歯、前歯の凸凹が改善し、また下の前歯が見えてきました。

〈永久歯生え変わり後〉　装置を使用しながら経過観察を行い、現在すべて永久歯に交換しています。上顎右側2番の舌側に舌側隆起（形態異常）があり、下の歯と段差がついています。整えようとすると神経を失うことがあるので、患者さんと慎重に検討した結果、現状維持としました。口元は締まり、出っ歯、前歯の凸凹はほぼ改善しました。奥歯の咬み合わせも良くなり、安定した咬み合わせとなりました。

症例提示者：大塚　淳／大塚矯正歯科クリニック

動的治療終了後（11歳7ヵ月）

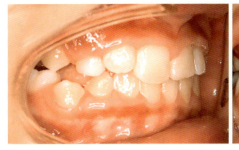
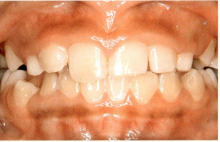
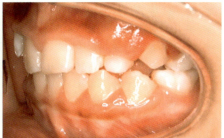
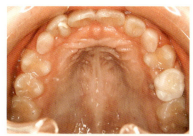
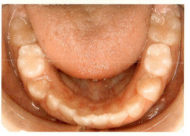

永久歯生え変わり後（16歳3ヵ月）

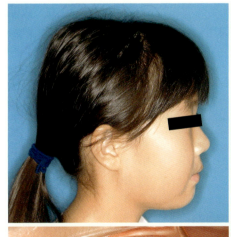
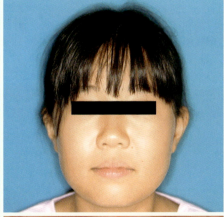
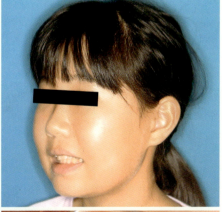
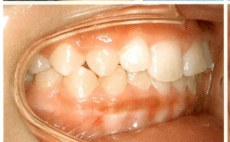
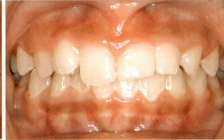
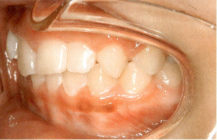
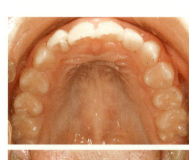
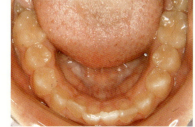

症例10 永久歯交換後の出っ歯、深い咬み合わせ
（プレオルソ治療で本格矯正を回避できたケース）

患者DATA 初診時：11歳2ヵ月　性別：女性

治療開始時（11歳2ヵ月）

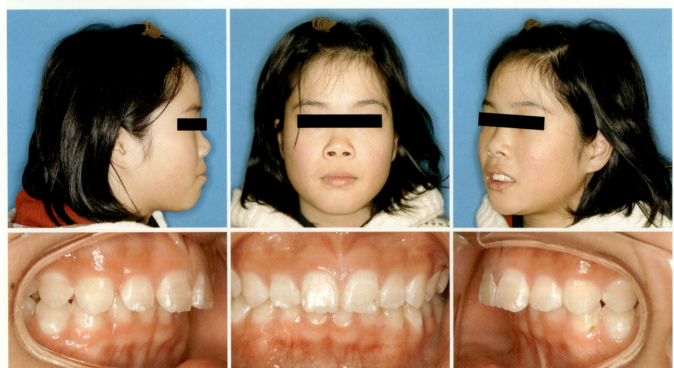

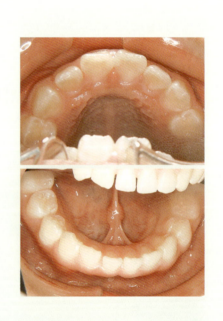

〈治療開始時〉　11歳の女の子です。永久歯完成後に来院され、本来ならばすべての歯に装置をつけて本格矯正で治すケースですが、家庭の事情により難しく、また、できる限り1期治療で治したいという希望から、プレオルソタイプⅠにて治療を開始しました。

〈動的治療終了後〉　約1年経過しました。予想以上にプレオルソ装置を本人ががんばり、かなりの出っ歯と咬み合わせが改善しました。

〈永久歯生え変わり後〉　約2年経過しました。まだ、奥歯の咬み合わせは十分治っていませんが、出っ歯と咬み合わせが大きく改善しました。口元も締まり、横顔がきれいになりました。

動的治療終了後(11歳6ヵ月)

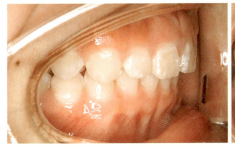
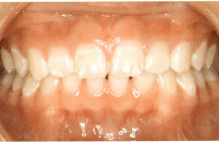
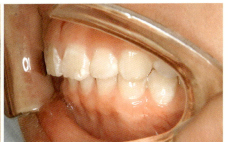
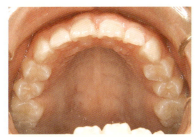

症例提示者：大塚　淳／大塚矯正歯科クリニック

永久歯生え変わり後(13歳1ヵ月)

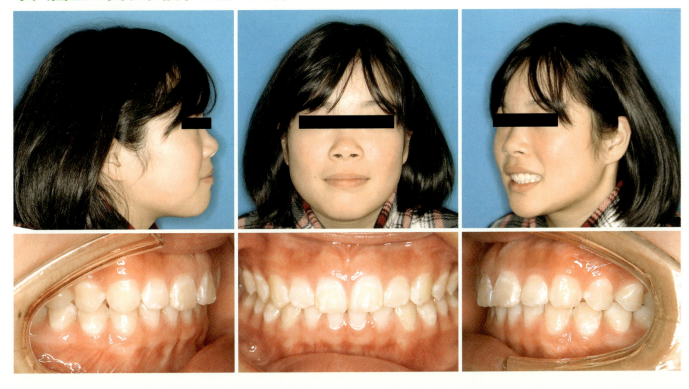
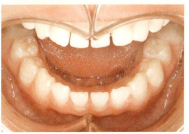
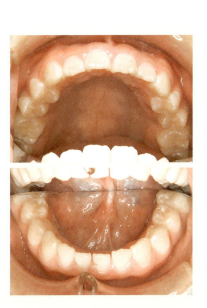

前歯の凸凹をともなう深い咬み合わせと出っ歯

症例 11

患者DATA 初診時：10歳7ヵ月　性別：男性

治療開始時（10歳7ヵ月）

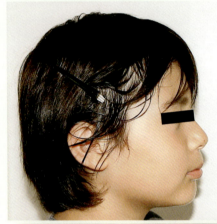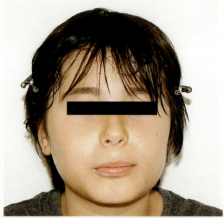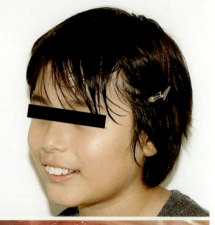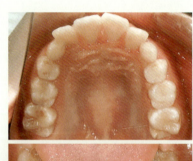
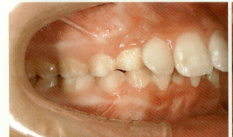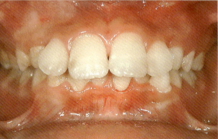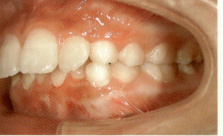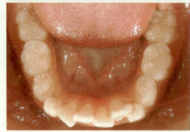

〈治療開始時〉　10歳の男の子です。凸凹をともなう出っ歯で、口が閉じにくいことを主訴に来院されました。口腔内の清掃状態はあまり良くありません。

〈動的治療終了後〉　上顎前歯の角度が大きく改善され、前歯の凸凹は少し良くなっています。引き続きプレオルソ装置にて治療を継続しました。

〈永久歯生え変わり後〉　まだ下顎両側乳歯Eが残存してます。上顎両側の犬歯の位置が改善されました。また、口元も閉じやすくなり、横顔の出っ歯傾向が良くなりました。

動的治療終了後（11歳11ヵ月）

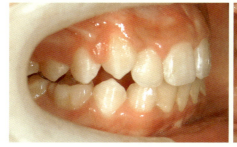
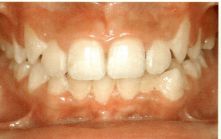
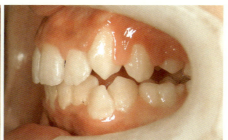
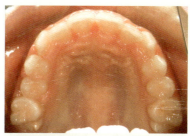
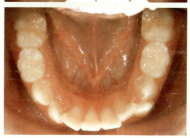

症例提示者：大内仁守／おおうち矯正歯科小児歯科クリニック

永久歯生え変わり後（12歳3ヵ月）

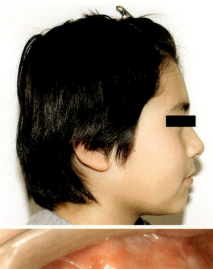
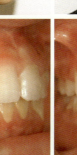
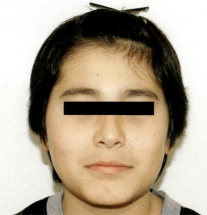
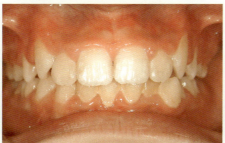
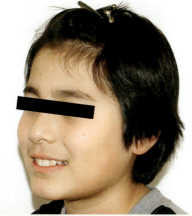
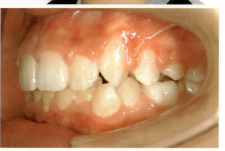
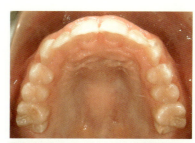
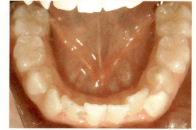

症例12 前歯の凸凹をともなう深い咬み合わせ

患者DATA　初診時：10歳3ヵ月　性別：女性

治療開始時（10歳3ヵ月）

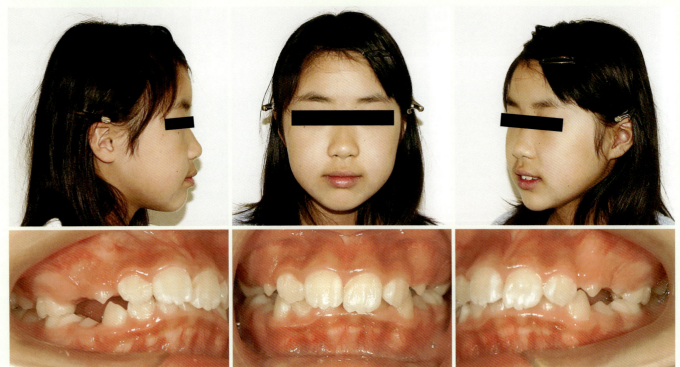
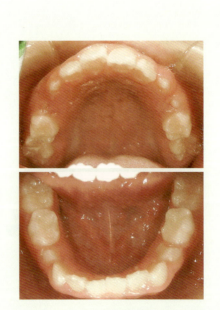

〈治療開始時〉　10歳の女の子です。前歯が少し凸凹で、咬み合わせがかなり深く、まったく下顎の前歯が見えないことを気にされて来院されました。プレオルソタイプⅠにて治療を開始しました。

〈動的治療終了後〉　咬み合わせが良くなり、下顎の前歯が見えてきました。また、前歯の凸凹がかなり改善されましたが、奥歯がまだ咬み合っていません。引き続きプレオルソにて治療を継続しました。

〈永久歯生え変わり後〉　ほぼ前歯の咬み合わせが正常になり、下顎の前歯も十分見えてきました。前歯の凸凹も改善され、奥歯も安定しています。

症例提示者：大内仁守／おおうち矯正歯科小児歯科クリニック

動的治療終了後（10歳7ヵ月）

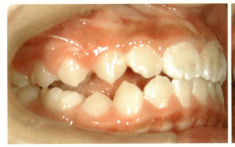
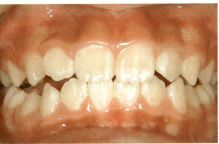
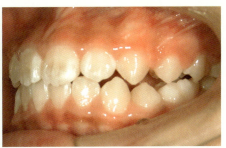
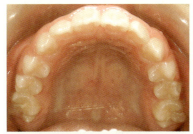
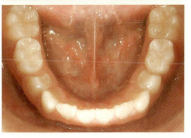

永久歯生え変わり後（11歳8ヵ月）

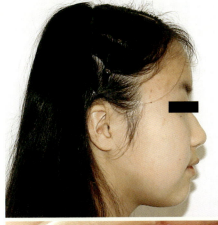
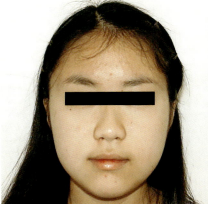
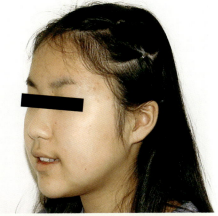
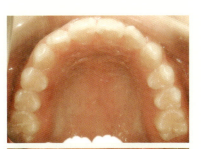
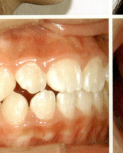
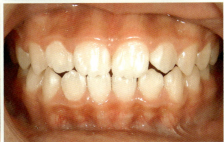
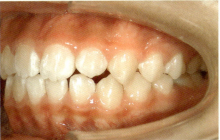
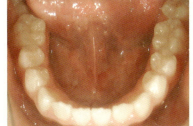

症例13 咬み合わせが深い出っ歯

患者DATA　初診時：10歳8ヵ月　性別：女性

治療開始時（10歳8ヵ月）

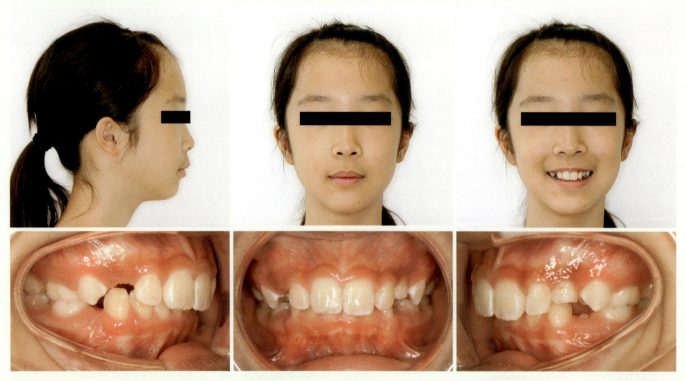
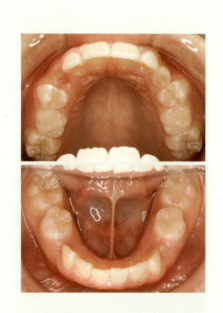

〈治療開始時〉　10歳の女の子です。咬んだときに下の歯が見えないことが気になり来院されました。上下の前歯に凸凹はなく、永久歯が出るスペースは十分ですが、咬み合わせが深くて出っ歯の歯ならびになっています。プレオルソタイプⅠにて治療を開始しました。

〈動的治療終了後〉　7ヵ月ほどで深い咬み合わせと出っ歯がかなり改善されました。その後、装置を使いながら経過観察を行いました。永久歯も順調に交換してきているので、今後きれいな咬み合わせと歯ならびになることが予想されます。

治療経過（11歳0ヵ月）

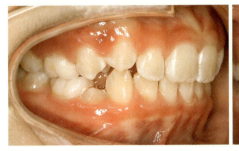
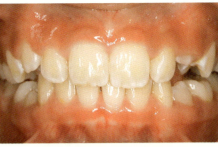
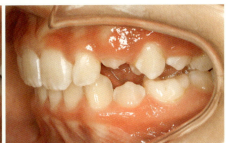
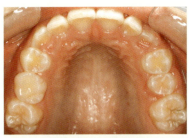
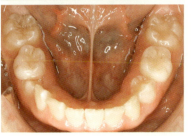

動的治療終了後（11歳5ヵ月）

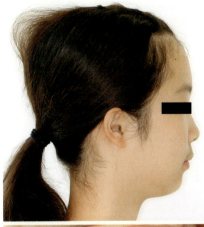
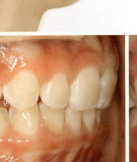
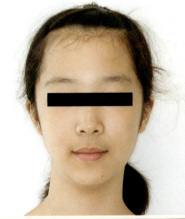
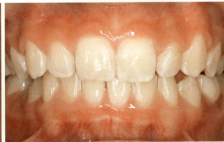
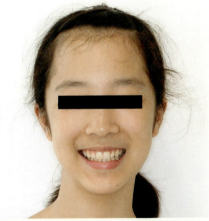
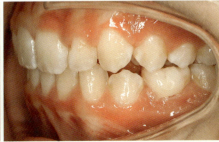
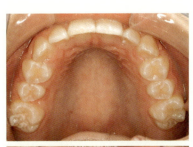
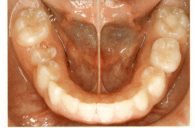

症例提示者：岩田直晃／アールエフ矯正歯科

症例14 顎関節症状をともなう、下顎後退による出っ歯

患者DATA 初診時：10歳8ヵ月　性別：女性

治療開始時（10歳8ヵ月）

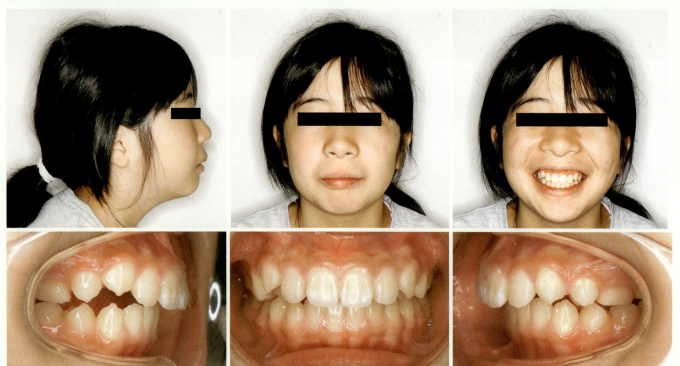
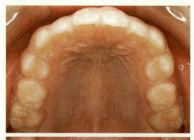
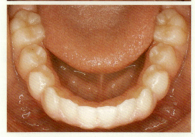

〈治療開始時〉　10歳の女の子です。上顎前歯の突出感を気にして来院されました。下顎骨の後退により上下の歯の咬み合わせの前後的なずれが大きく、オトガイ筋の緊張が認められました。

　機能的矯正装置で治療を開始するものの、1ヵ月後に顎関節症状を訴え、機能的矯正装置が使えなくなりました。そこで、プレオルソタイプⅠに変更し、夜間就寝時に使用しました。

〈治療経過〉　1年後、顎関節症状は消失し、奥歯の前後的な咬合関係が改善されてきました。

〈永久歯生え変わり後〉　約2年後、永久歯列が完成し上顎と下顎の歯の中央が一致しました。奥歯の咬み合わせは正常となり、前後的なずれは3mmに減少し、側貌も改善できました。

症例提示者：林　正樹／林矯正歯科

治療経過（11歳8ヵ月）

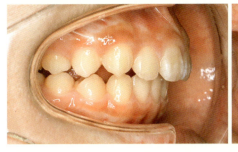
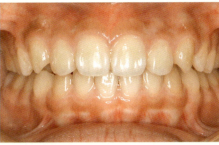
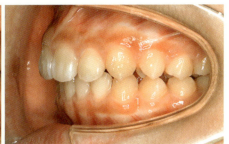
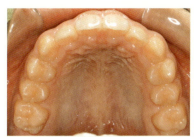
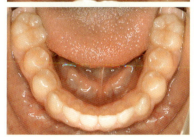

永久歯生え変わり後（13歳5ヵ月）

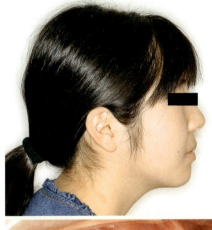
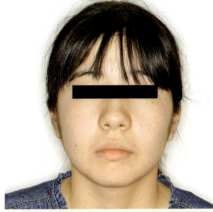
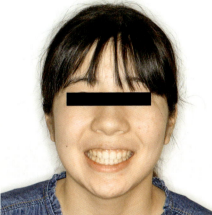
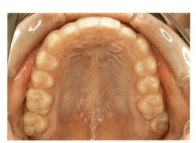
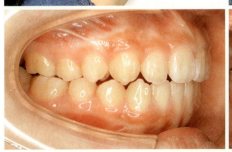
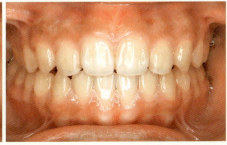
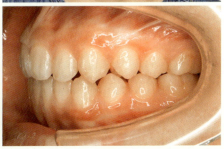
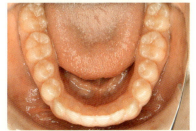

症例15 上下顎の前歯の凸凹をともなう出っ歯

患者DATA 初診時：10歳5ヵ月　性別：男性

治療開始時（10歳5ヵ月）

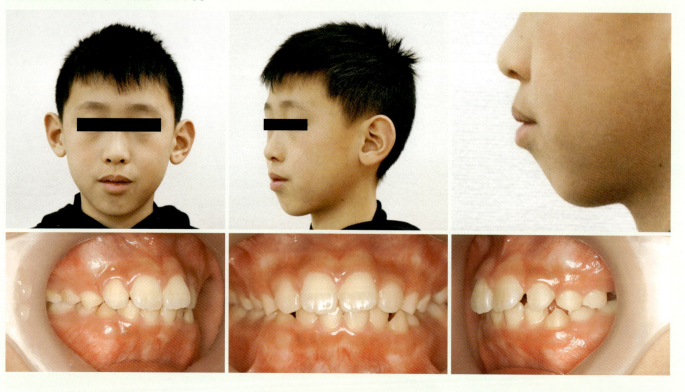
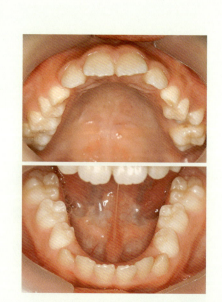

〈治療開始時〉　10歳の男の子です。上下顎前歯の凸凹と出っ歯を気にされ来院されました。上顎が前に突き出ているため口元も突出しており、いつも口が開いていて口呼吸なので、唇が乾燥していました。口を閉じようとすると、下唇の下にある「チンボタン」と呼ばれる出っ歯特有の「しわ」が見られます。プレオルソタイプⅠにて治療を開始しました。

〈動的治療終了後〉　プレオルソ効果で狭かった顎は広がり、出っ歯が治ったので口が閉じやすくなりました。前歯の凸凹も改善しました。
〈永久歯生え変わり後〉　現在、乳歯はなく上顎右側犬歯、小臼歯が萌出中です。十分な空隙があり今後、永久歯交換後も安定した歯ならびと咬み合わせが予想されます。また、口が閉じやすくなったので、唇の乾燥も改善したようです。

動的治療終了後(11歳1ヵ月)

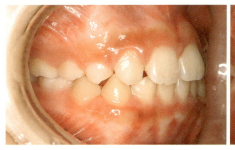
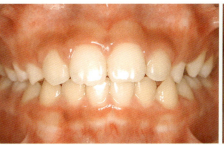
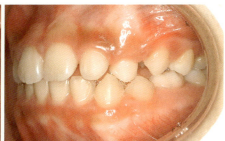
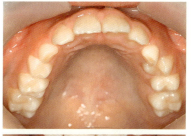
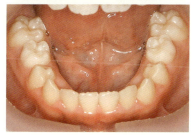

症例提示者:田代芳之／田代歯科医院

永久歯生え変わり後(11歳9ヵ月)

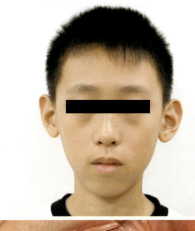
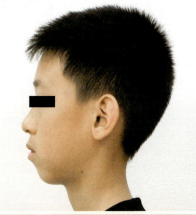
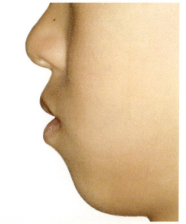
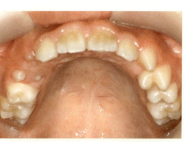
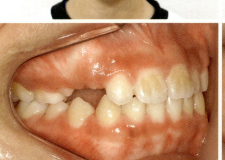
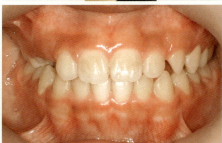
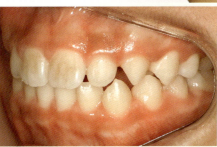
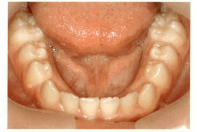

症例16 前歯の凸凹をともなう開咬症（前歯が開いている）

患者DATA 初診時：8歳3ヵ月　性別：女性

治療開始時（8歳3ヵ月）

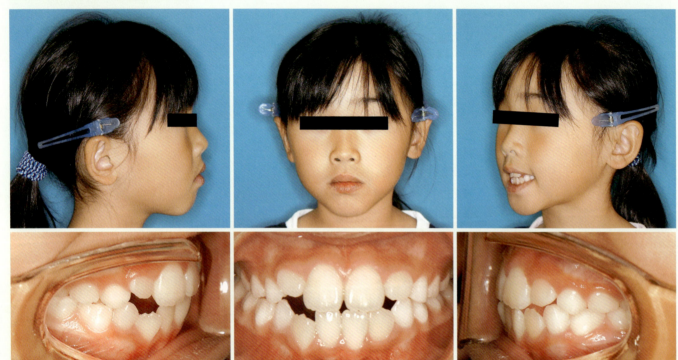
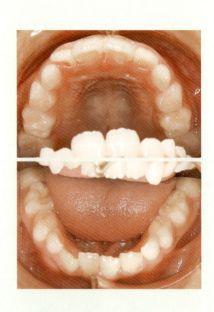

〈治療開始時〉　8歳の女の子です。前歯が凸凹をともなっていて咬み合っていないので、「うどん」などの麺類を咬み切ることができないということで来院されました。前歯が開いているお子さんは、つねに舌を出す癖があり、発音や食べ物の飲み込みなどに悪影響を及ぼします。こういった癖は、早いうちに改善しておかないと、せっかく装置で前歯を閉じても、また開いてくることが多いので要注意です。プレオルソタイプⅡを使い、舌のトレーニングを同時に行いました。

〈動的治療終了後〉　前歯が閉じてきて凸凹が改善されてきました。

〈永久歯生え変わり後〉　前歯、奥歯ともに安定した歯ならび、咬み合わせを保っています。プレオルソ装置を使った舌のトレーニングの効果で、発音も改善されました。よく食べれるようになり、歯切れのよい話し方になりました。

症例提示者：大塚　淳／大塚矯正歯科クリニック

動的治療終了後（8歳10ヵ月）

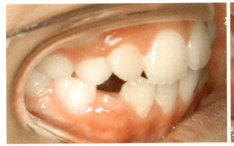
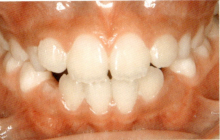
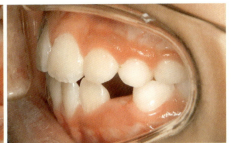
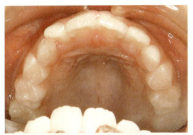
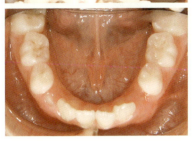

永久歯生え変わり後（11歳11ヵ月）

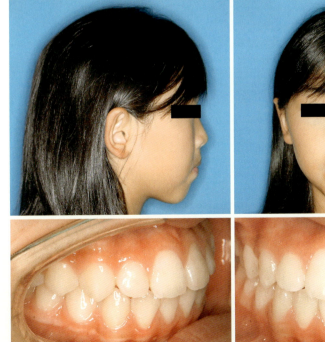
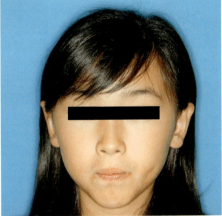
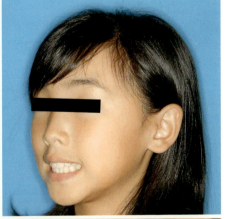
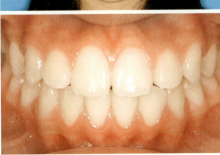
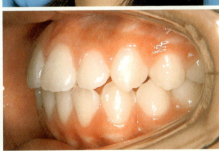
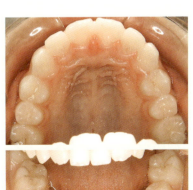
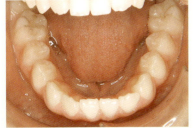

症例17 出っ歯をともなう開咬症（前歯が開いている）

患者DATA　初診時：10歳6ヵ月　性別：男性

治療開始時（10歳6ヵ月）

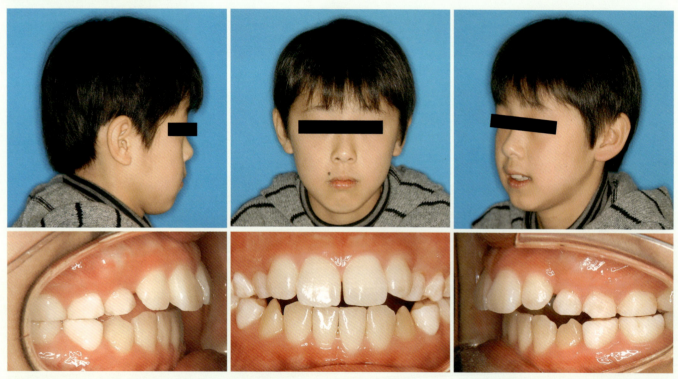
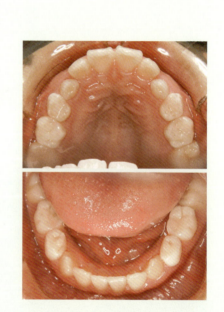

〈治療開始時〉　10歳の男の子です。出っ歯で、前歯が咬み合っていません。食事中の食べ方がおかしいとのことで来院されました。前歯が咬み合っていないため、舌を出しながら食べ物を咬断するために食事中に「クチャクチャ」と音が出たりします。プレオルソタイプⅡを使い、出っ歯の改善と舌のトレーニングを同時に行いました

〈動的治療終了後〉　出っ歯が改善され、前歯が閉じてきました。
〈永久歯生え変わり後〉　前歯の咬み合わせも正常になり、奥歯も安定しました。プレオルソ装置を使った舌のトレーニングの効果で発音がかなり改善され、正しい食べ方ができるようになりました。

動的治療終了後（12歳5ヵ月）

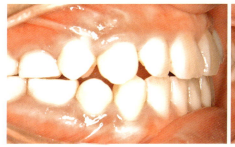
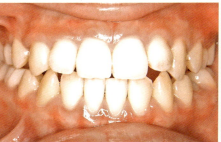
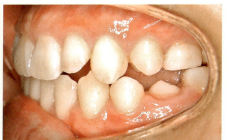
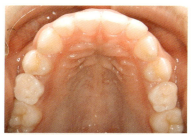
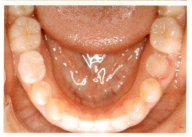

症例提示者：大塚　淳／大塚矯正歯科クリニック

永久歯生え変わり後（13歳2ヵ月）

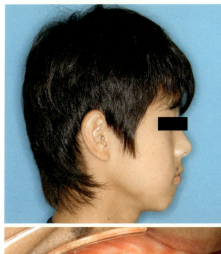
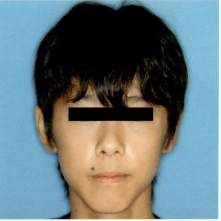
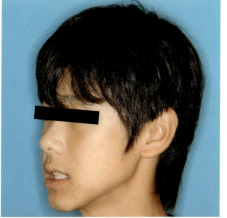
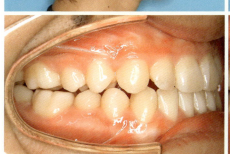
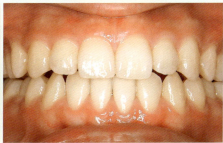
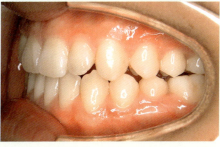
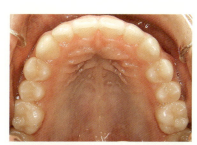
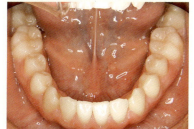

症例18 出っ歯をともなう開咬症（前歯が開いている）

患者DATA　初診時：7歳3ヵ月　性別：男性

治療開始時（7歳3ヵ月）

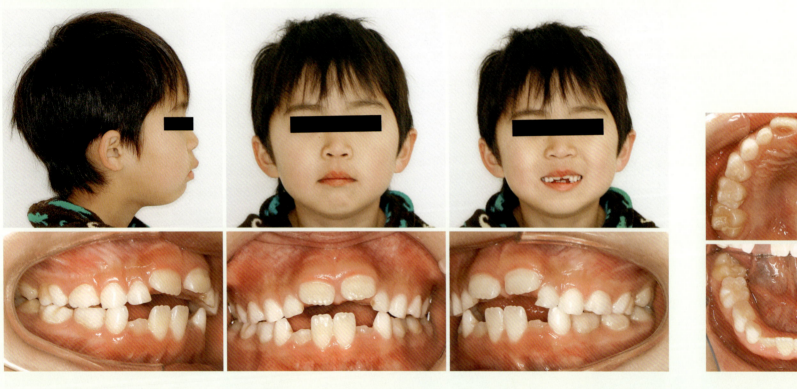

〈治療開始時〉　7歳の男の子です。出っ歯が気になり来院されました。口の中は上の前歯が外開きに生え、「開咬」といって上下の前歯が咬み合わない状態でした。プレオルソタイプⅡにて治療を開始しました。

〈治療経過〉　8ヵ月ほどで上下の前歯が咬み合うようになりました。
〈動的治療終了後〉　その後も装置を使いながら開咬に戻らないように、鼻呼吸や舌の筋力トレーニングをがんばってやってくれています。

症例提示者：岩田直晃／アールエフ矯正歯科

治療経過（7歳11ヵ月）

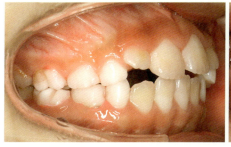
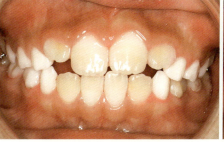
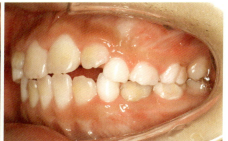
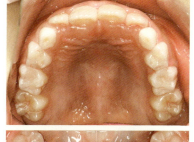
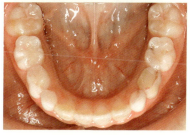

動的治療終了後（8歳6ヵ月）

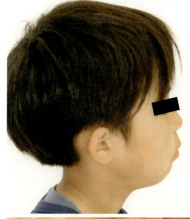
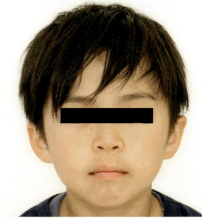
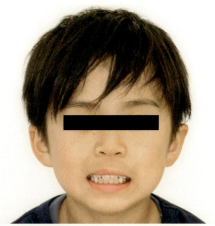
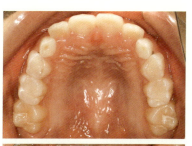
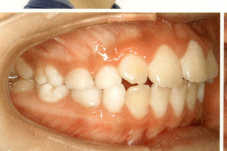
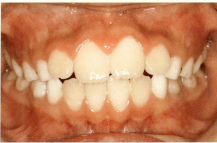
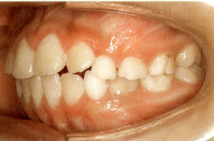
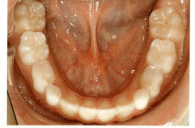

症例19 低位舌による開咬症（前歯が開いている）

患者DATA 初診時：7歳7ヵ月　性別：男性

治療開始時（7歳7ヵ月）

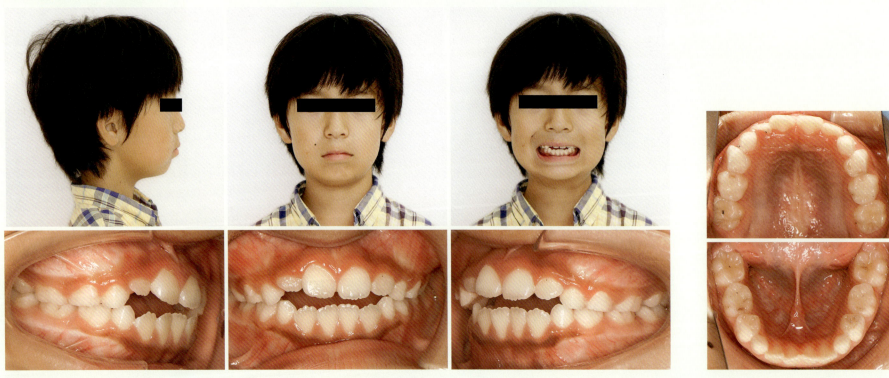

〈治療開始時〉 7歳の男の子です。上下の前歯が咬み合わない「開咬」を気にして来院されました。上下の前歯が自然に咬めるようにならない理由の1つに「低位舌」といって舌の筋力不足が原因にありました。プレオルソタイプⅡを使用しながら舌の機能トレーニングも並行して行いました。

〈動的治療終了後〉 1年ほど経つ頃には上下の前歯でお肉が咬めるようにまでなりました。その後も装置を使いながら開咬に戻らないようにトレーニングをやってくれています。

症例提示者：牧野正志／まきの歯列矯正クリニック

治療経過（8歳0ヵ月）

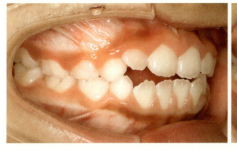
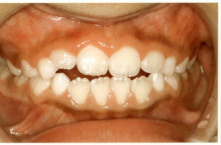
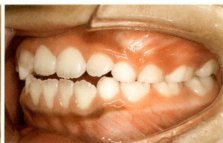
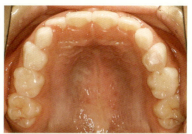
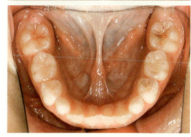

動的治療終了後（8歳6ヵ月）

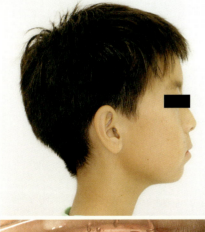
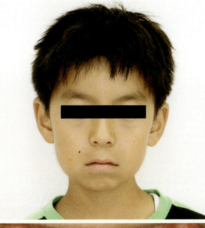
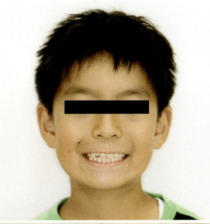
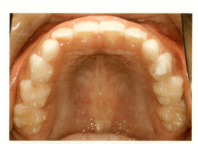
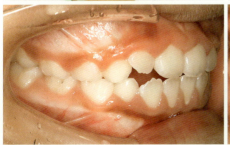
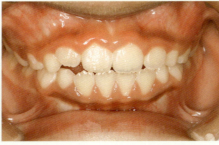
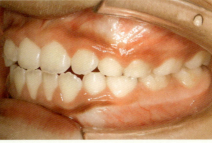
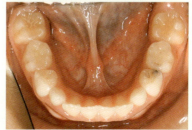

症例20 前歯のすき間をともなう受け口

患者DATA 初診時：7歳9ヵ月　性別：男性

治療開始時（7歳9ヵ月）

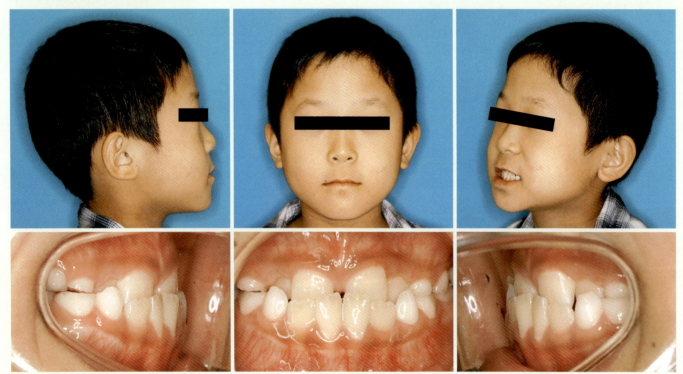
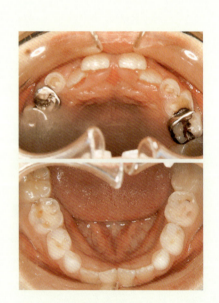

〈治療開始時〉　7歳の男の子です。前歯のすき間と受け口を気にされて来院されました。前歯の中央にあるすじ（上唇小帯）が、太く長いため、前歯にすき間が開いています。プレオルソタイプⅢにて治療を開始しました。

〈動的治療終了後〉　装置の使う時間、舌のトレーニングをしっかりがんばったので、予定より早く咬み合わせが改善しました。装置はいったん中止して経過観察となりました。

〈永久歯生え変わり後〉　前歯の中央にあるすじ（上唇小帯）を切除したので前歯のすき間も閉じました。受け口の場合は、早めに受け口を治して、遺伝的要素が強い場合には下顎の成長が終わる16歳ぐらいまで、経過を診ていく必要があります。

症例提示者：大塚　淳／大塚矯正歯科クリニック

動的治療終了後（11歳11ヵ月）

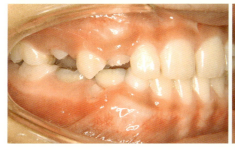
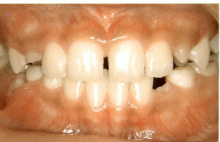
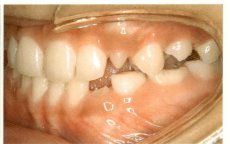
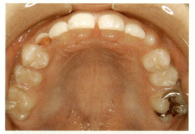
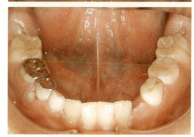

永久歯生え変わり後（12歳9ヵ月）

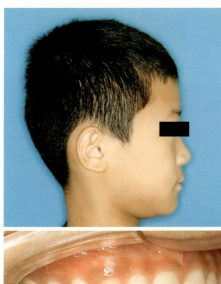
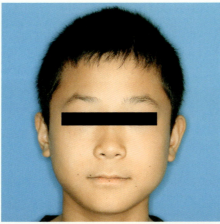
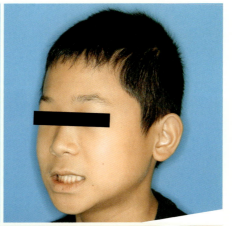
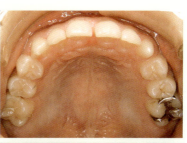
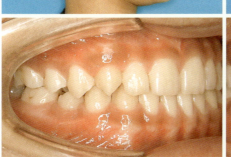
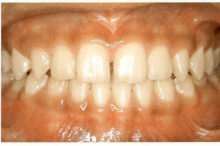
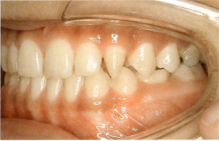
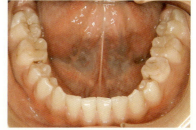

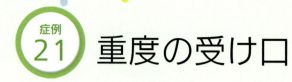

症例21 重度の受け口

患者DATA　初診時：7歳7ヵ月　性別：男性

治療開始時（7歳7ヵ月）

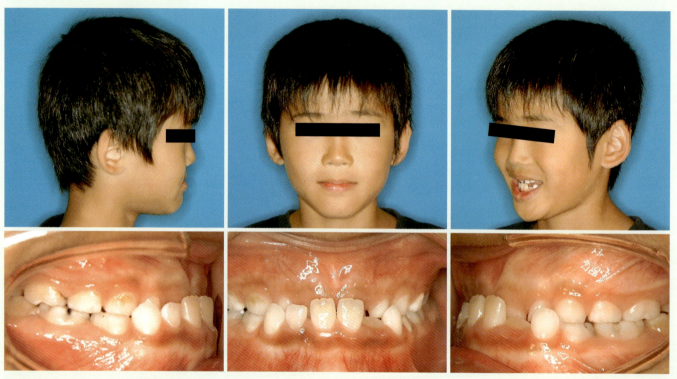
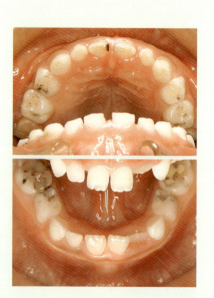

〈治療開始時〉 7歳の男の子です。受け口を気にされ来院されました。横顔は三日月のように顔の真ん中が凹んでいて、下顎が前に突き出ています。この状態のまま成長すると、下顎が上顎の成長を抑えて受け口がひどくなるので、早めに治療を始めて上下の咬み合わせを正しくする必要があります。プレオルソタイプⅢにて治療を開始しました。

〈動的治療終了後〉 咬み合わせが改善して　安定しているので装置はいったん中止して経過観察となりました。

〈永久歯生え変わり後〉 下顎の成長が終わる16歳の状態です。歯ならび、咬み合わせは安定しています。

症例提示者：大塚　淳／大塚矯正歯科クリニック

動的治療終了後（11歳5ヵ月）

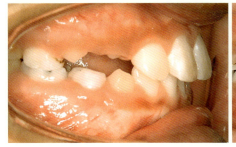
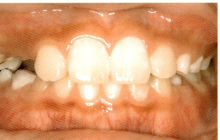
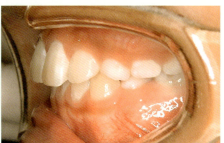
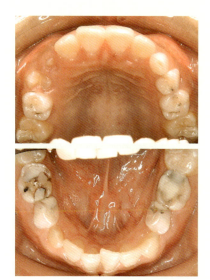

永久歯生え変わり後（16歳10ヵ月）

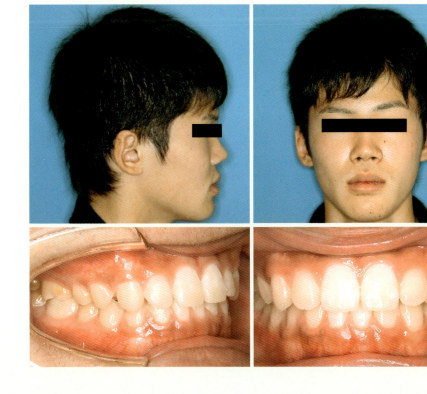
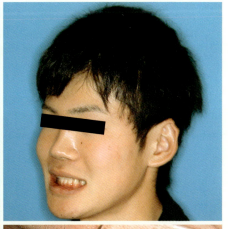
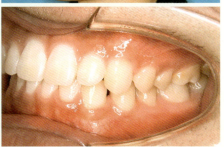
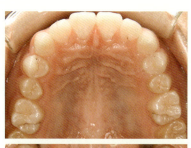
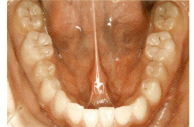

症例22 前歯の凸凹をともなう受け口

患者DATA　初診時：7歳7ヵ月　性別：女性

治療開始時（7歳7ヵ月）

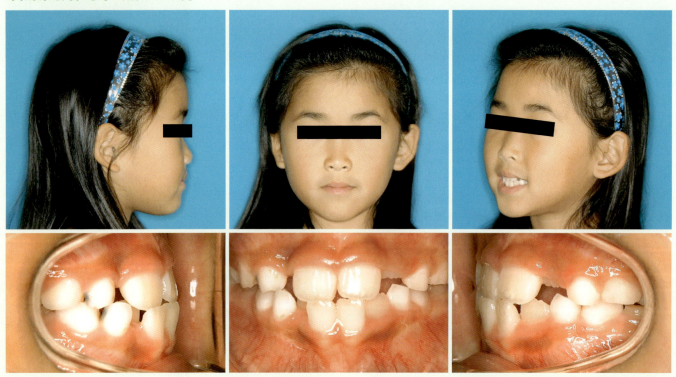
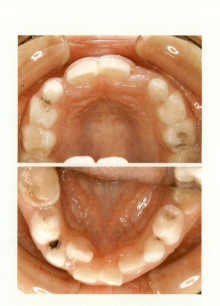

〈治療開始時〉　7歳の女の子です。前歯の凸凹と受け口が気になり来院されました。下顎の前歯の凸凹で永久歯が生えるスペースがありません。横顔が少し三日月状になっています。プレオルソタイプⅢにて治療を開始しました。

〈動的治療終了後〉　受け口は治りましたが、前歯の凸凹が治っていません。これから前歯だけに固定式の装置をつけて整えます。

〈永久歯生え変わり後〉　永久歯交換後、前歯だけに約6ヵ月固定式の装置をつけて治しました。前歯がきれいになり、奥歯の咬み合わせもよくなりました。顔貌もかなり改善されました。

症例提示者：大塚　淳／大塚矯正歯科クリニック

動的治療終了後（11歳0ヵ月）

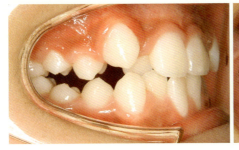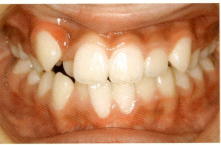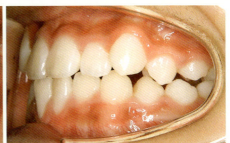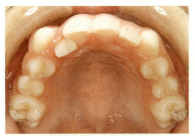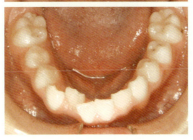

永久歯生え変わり後（11歳11ヵ月）

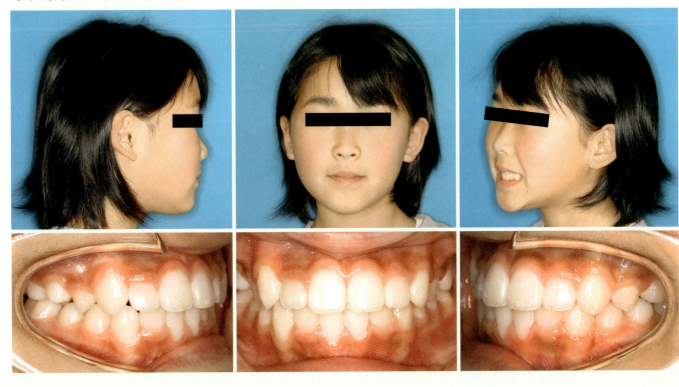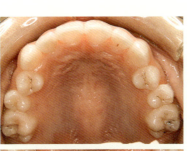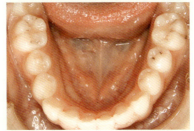

症例23 前歯のすき間をともなう受け口

患者DATA　初診時：7歳10ヵ月　性別：男性

治療開始時（7歳10ヵ月）

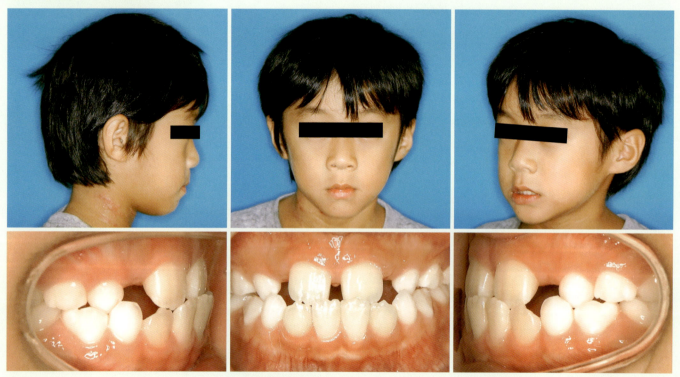
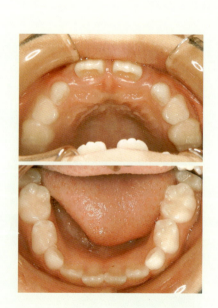

〈治療開始時〉　7歳の男の子です。前歯のすき間と受け口を気にされて来院されました。前歯の中央にあるすじ（上唇小帯）が太く長いため、前歯にすき間があります。プレオルソタイプⅢにて治療を開始しました。

〈動的治療終了後〉　前歯の中央にあるすじ（上唇小帯）を切除したので、前歯のすき間がなくなり咬み合わせが改善しています。装置はいったん中止して経過観察となりました。

〈永久歯生え変わり後〉　前歯も奥歯も咬み合わせがよくなり、安定した状態です。

症例提示者：大塚　淳／大塚矯正歯科クリニック

動的治療終了後（9歳7ヵ月）

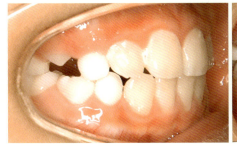
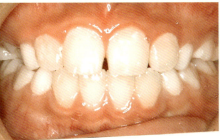
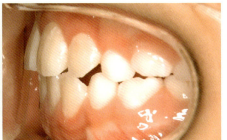
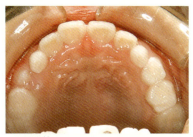
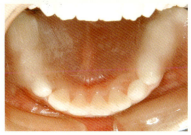

永久歯生え変わり後（14歳4ヵ月）

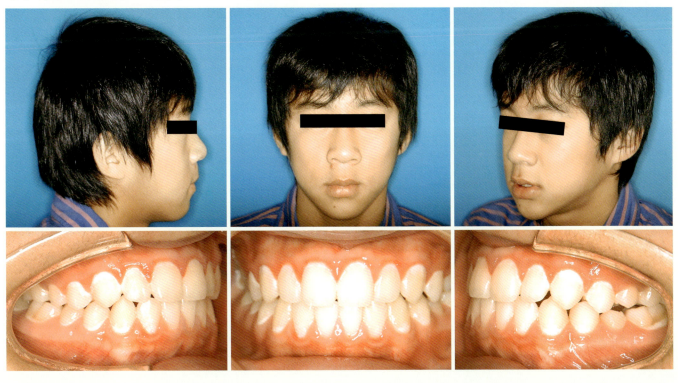
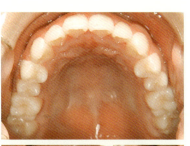
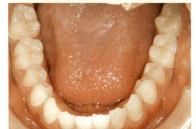

前歯が一本のみ逆に咬んでいる（逆被蓋）

症例 24

患者DATA 初診時：7歳1ヵ月　性別：女性

治療開始時（7歳1ヵ月）

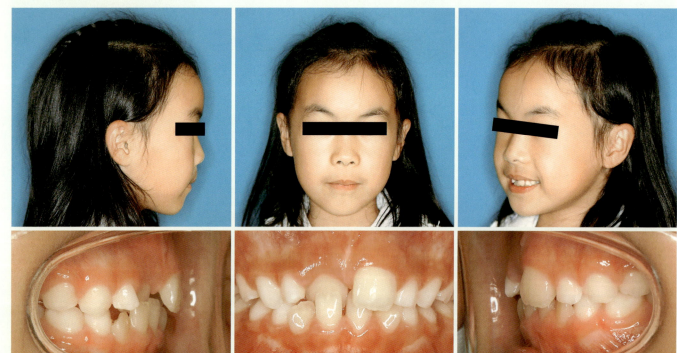
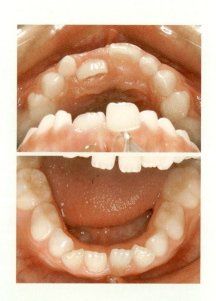

〈治療開始時〉 7歳の女の子です。前歯が1本のみ逆に咬んでいるため、下顎が動きにくく、食事がしにくいことを気にされ来院されました。このような咬み合わせを歯科専門用語で「逆被蓋」と呼びます。患者さんが言われるようにこの咬み合わせは下顎の自然な運動を妨げて咬みにくくなりますので、早めの治療が特に必要です。プレオルソタイプⅢにて治療を始めました。

〈動的治療終了後〉 2ヵ月ほどで前歯の咬み合わせが正常になり咬みやすくなりました。前歯が少し凸凹していますので、プレオルソタイプⅠにて経過観察することになりました。

〈永久歯生え変わり後〉 前歯、奥歯ともに非常に安定した状態です。早く来院されたので、大事に至らず終了したケースです。

症例提示者：大塚 淳／大塚矯正歯科クリニック

動的治療終了後（8歳2ヵ月）

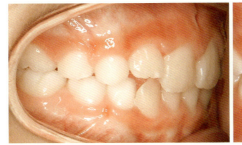
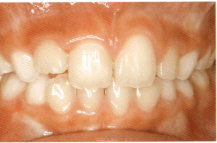
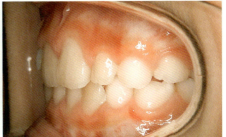
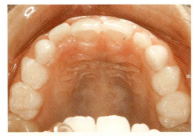
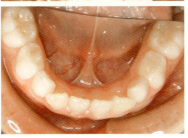

永久歯生え変わり後（10歳7ヵ月）

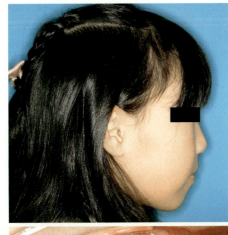
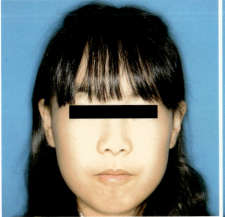
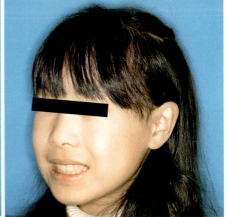
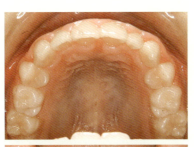
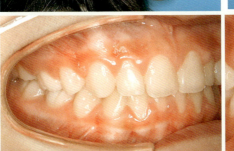
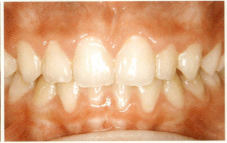
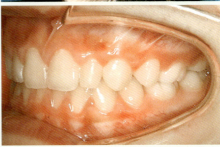
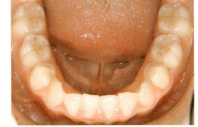

症例25 下顎前歯の先天欠如をともなう受け口

患者DATA 初診時：8歳2ヵ月　性別：女性

治療開始時（8歳2ヵ月）

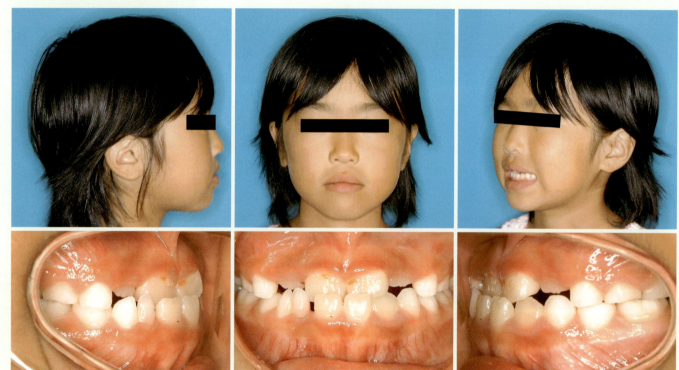
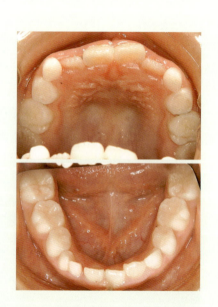

〈治療開始時〉　8歳の女の子です。下顎の前歯（永久歯）が1本足りないことと、受け口を気にされて来院されました。受け口がひどくならないうちに治療を始めたいとのことで、プレオルソタイプⅢにて治療を始めました。

〈動的治療終了後〉　装置の使用時間、口や舌のトレーニングをがんばったので、3ヵ月ほどで前歯の咬み合わせが治りました。咬み合わせが安定していたので装置の使用を中止して経過観察を行いました。

〈永久歯生え変わり後〉　下顎の前歯（永久歯）が1本ないため咬み合わせを心配しましたが、前歯、奥歯ともにまずまず安定した状態を保っています。

症例提示者：大塚　淳／大塚矯正歯科クリニック

動的治療終了後（9歳8ヵ月）

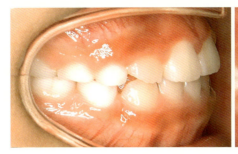
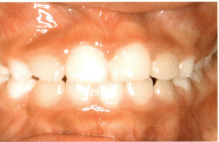
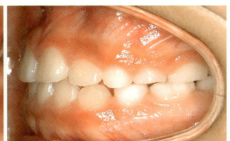
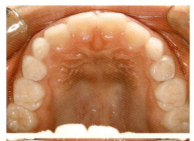
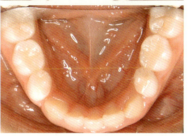

永久歯生え変わり後（13歳10ヵ月）

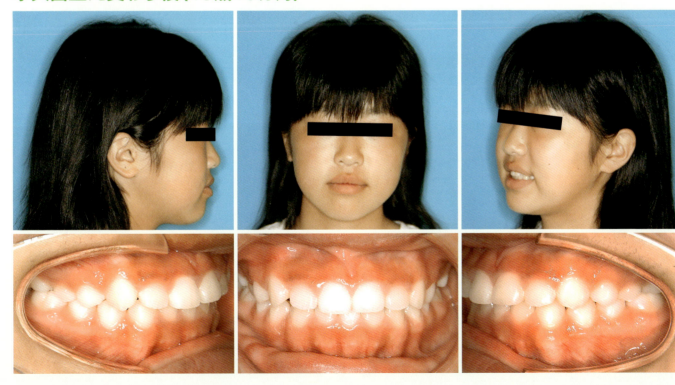
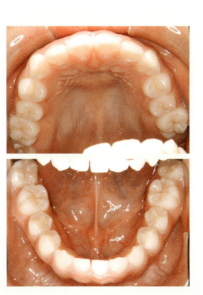

症例26 前歯の凸凹をともなう受け口

患者DATA　初診時：8歳4ヵ月　性別：女性

治療開始時（8歳4ヵ月）

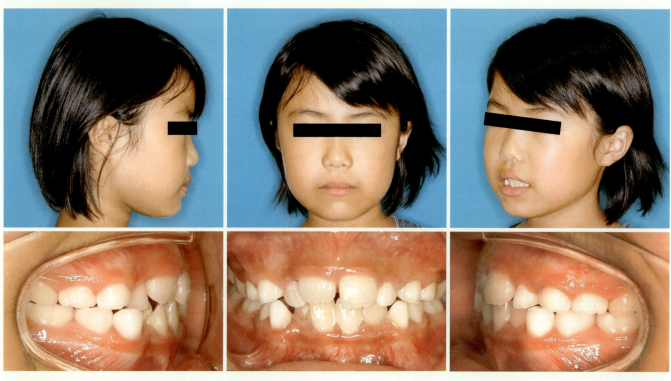
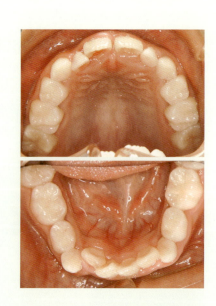

〈治療開始時〉　8歳の女の子です。前歯の凸凹と受け口が気になり来院されました。下顎の前歯が凸凹で永久歯が生えるスペースがありません。前歯の中央にあるすじ（上唇小帯）が、やや太くて長いため、前歯にすき間があります。プレオルソタイプⅢにて治療を開始しました。

〈動的治療終了後〉　装置の使用時間、口や舌のトレーニングをがんばったので、3ヵ月ほどで前歯の咬み合わせが治りました。まだ前歯が少し凸凹の状態です。顎を少し広げるためプレオルソタイプⅢからプレオルソタイプⅠに装置を変更して治療を継続しました。

〈永久歯生え変わり後〉　すべて永久歯に生え変わりました。前歯の凸凹も改善し、前歯、奥歯ともにまずまず安定した状態です。

症例提示者:大塚 淳／大塚矯正歯科クリニック

動的治療終了後(10歳8ヵ月)

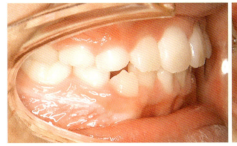
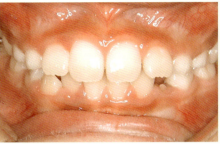
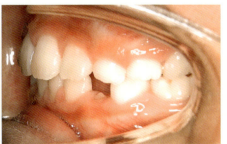
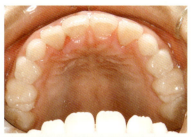
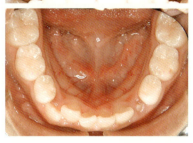

永久歯生え変わり後(15歳11ヵ月)

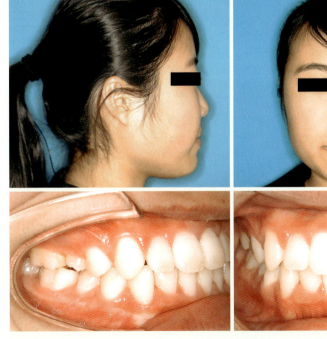
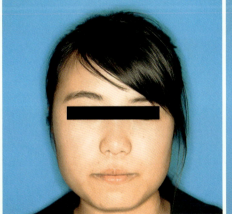
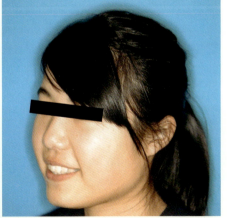
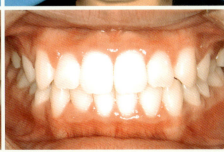
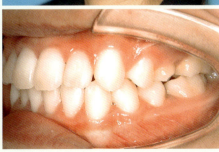
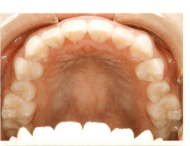
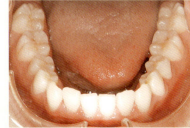

症例 27　前歯の凸凹をともなう受け口

患者DATA　初診時：10歳4ヵ月　性別：女性

治療開始時（10歳4ヵ月）

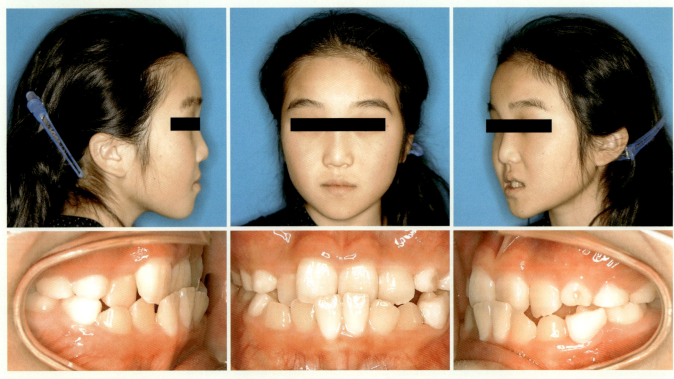
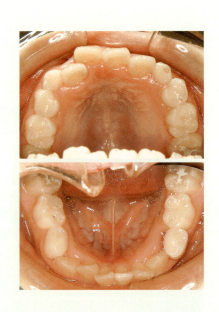

〈治療開始時〉　10歳の女の子です。前歯が凸凹なのと受け口が気になり来院されました。下顎の前歯の凸凹で永久歯が生えるスペースがありません。横顔が少し三日月状になっています。プレオルソタイプⅢにて治療を開始しました。

〈動的治療終了後〉　受け口は治りましたが、前歯が少し凸凹の状態です。顎を少し広げるためプレオルソタイプⅢからプレオルソタイプⅠに装置を変更して治療を継続しました。

〈永久歯生え変わり後〉　永久歯交換後、前歯だけに約6ヵ月固定式の装置をつけました。前歯がきれいになり、奥歯の咬み合わせもよくなりました。顔貌もかなり改善されました。

症例提示者：大塚　淳／大塚矯正歯科クリニック

動的治療終了後（14歳0ヵ月）

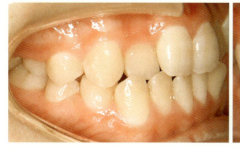
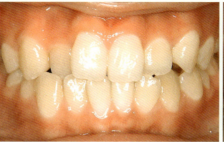
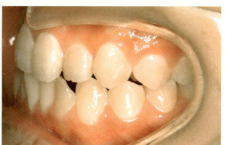
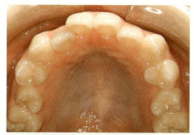
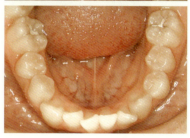

永久歯生え変わり後（15歳7ヵ月）

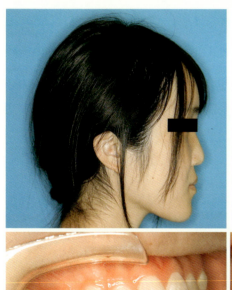
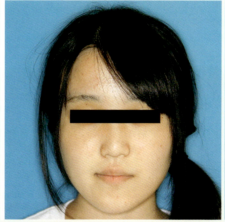
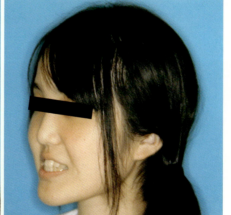
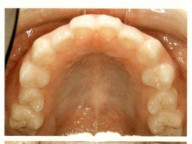
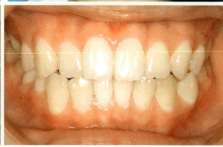
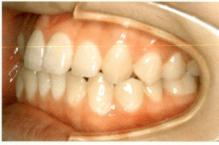
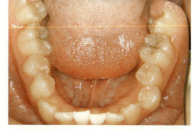

症例28 上顎前歯の萌出遅延と受け口

患者DATA　初診時：9歳5ヵ月　性別：男性

治療開始時（9歳5ヵ月）

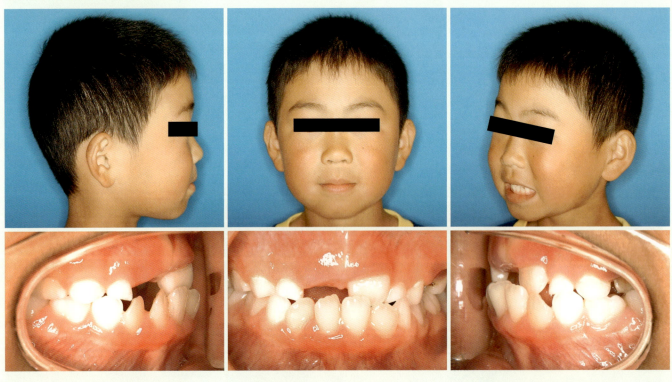
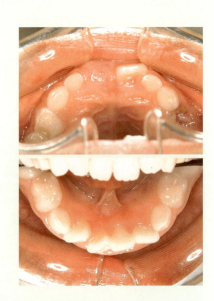

〈治療開始時〉　9歳の男の子です。上顎右側1番が生えてこないことと、受け口が気になり来院されました。萌出が遅れていることについては、レントゲンで特に問題はなかったので経過観察としました。前歯が生えてきたところでプレオルソタイプⅢにて治療を始めました。

〈動的治療終了後〉　装置の使用時間、口や舌のトレーニングをがんばったので、3ヵ月ほどで前歯の咬み合わせが治りました。上顎の真ん中と下顎の真ん中がずれていますが、咬み合わせが安定していたので装置の使用を中止して経過観察を行いました。

〈永久歯生え変わり後〉　すべて永久歯に生え変わりました。上顎と下顎の真ん中が整いました。前歯、奥歯ともに安定した状態です。

症例提示者:大塚 淳/大塚矯正歯科クリニック

動的治療終了後(11歳10ヵ月)

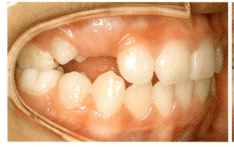
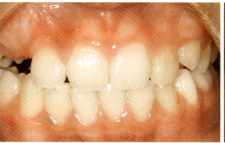
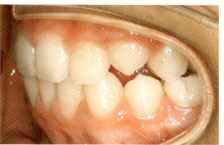
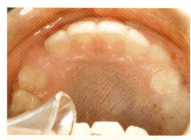
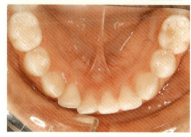

永久歯生え変わり後(14歳1ヵ月)

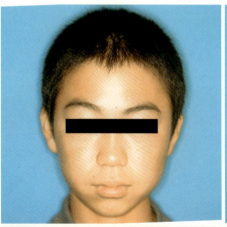
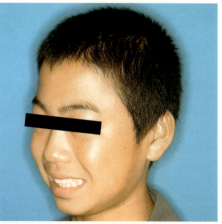
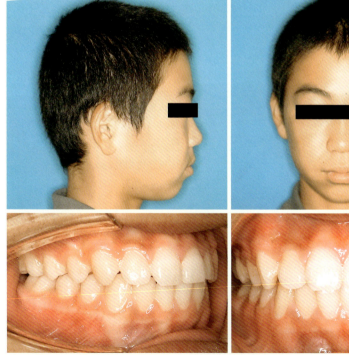
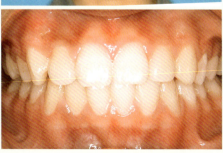
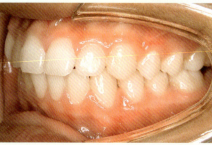
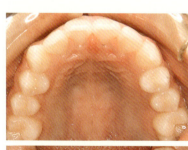
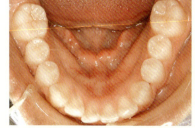

症例29 乳歯列期の受け口が、永久歯交換後に改善

患者DATA 初診時：4歳8ヵ月　性別：女性

治療開始時（4歳8ヵ月）

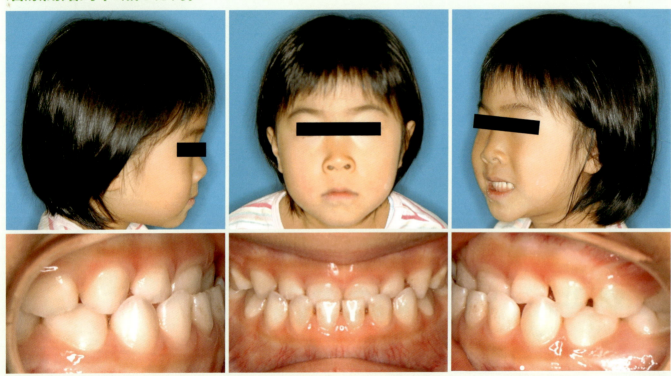
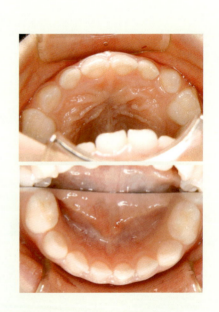

〈治療開始時〉　4歳の女の子です。乳歯列の受け口と矯正治療の始める時期を心配されて来院されました。レントゲン等の分析の結果、前歯が永久歯に交換してから治療を始めることにしました。前歯が永久歯に交換後、プレオルソタイプⅢにて治療を始めました。

〈動的治療終了後〉　装置の使用時間、口や舌のトレーニングをがんばったので、約3ヵ月で前歯の咬み合わせが治りました。

〈永久歯生え変わり後〉　永久歯に交換した状態です。前歯、奥歯ともにまずまず安定した状態を保っています。

動的治療終了後（10歳1ヵ月）

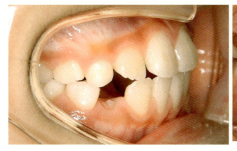
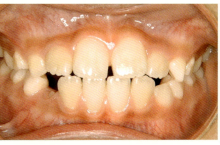
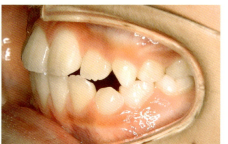
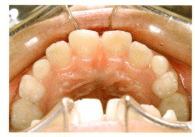
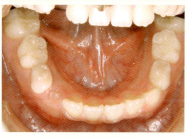

症例提示者：大塚　淳／大塚矯正歯科クリニック

永久歯生え変わり後（14歳3ヵ月）

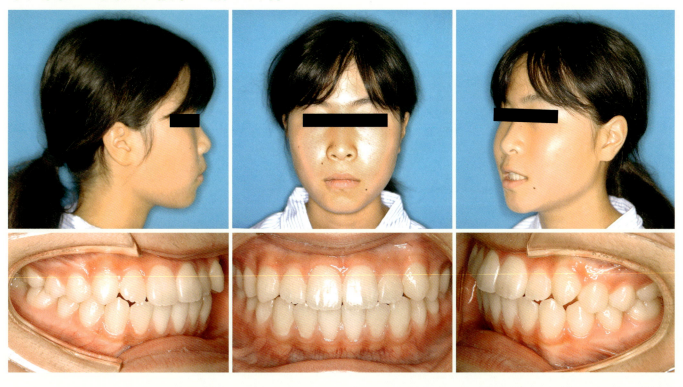
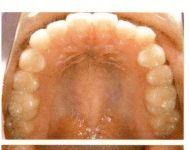
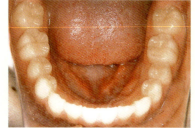

症例30 骨格性の重度の受け口

患者DATA 初診時：8歳6ヵ月　性別：男性

治療開始時（8歳6ヵ月）

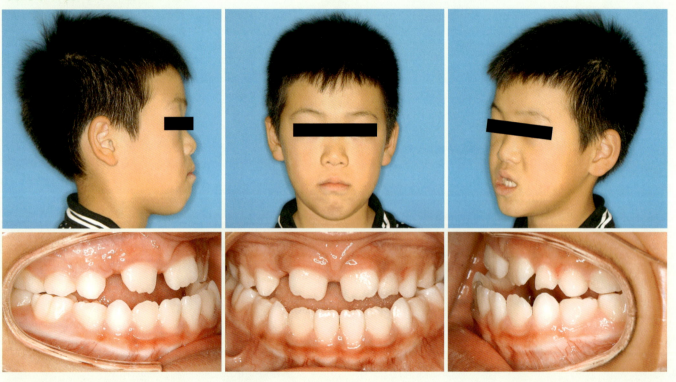
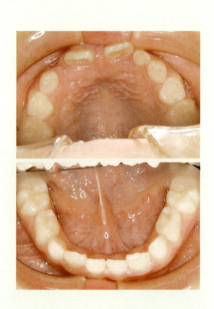

〈治療開始時〉　8歳の男の子です。強い受け口と、横から見ると三日月のように顔の真ん中が凹んでいて、下顎が前に突き出ていることを強く気にされ来院されました。ご両親も受け口の状態でした。将来、外科的な矯正治療の可能性も否定できないことをお伝えしましたが、この状態のまま成長すると下顎が上顎の成長を抑えて、受け口がひどくなるので、早めに治療を始めて上下の咬み合わせを正しくする必要があります。プレオルソタイプⅢにて治療を開始しました。

〈動的治療終了後〉　前歯、奥歯ともに咬み合わせ良くなりました。まだまだ油断できないので、プレオルソタイプⅢにて治療を継続します。

〈永久歯生え変わり後〉　現在11歳です。横顔の状態がかなり改善しました。下顎の成長が終わる16歳まで治療の必要がありますが、外科矯正の必要性は少なくなったようです。

症例提示者：大塚　淳／大塚矯正歯科クリニック

動的治療終了後（11歳7ヵ月）

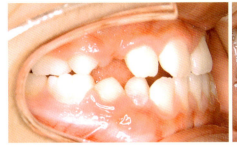
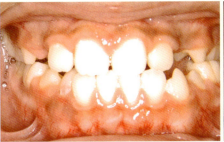
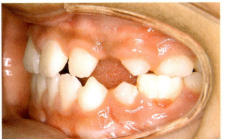
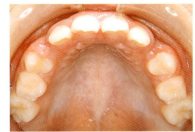
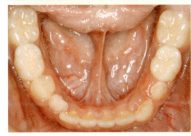

永久歯生え変わり後（11歳9ヵ月）

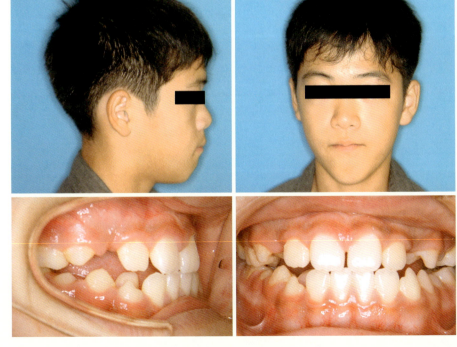
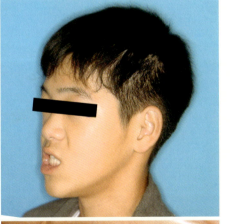
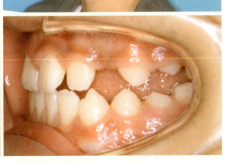
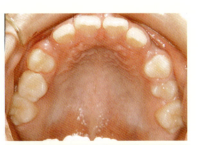
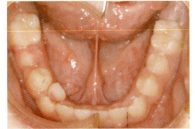

症例31 乳歯と永久歯の両方が生えている状態での、前歯の凹凸をともなう受け口

患者DATA 初診時：7歳4ヵ月　性別：男性

治療開始時（7歳4ヵ月）

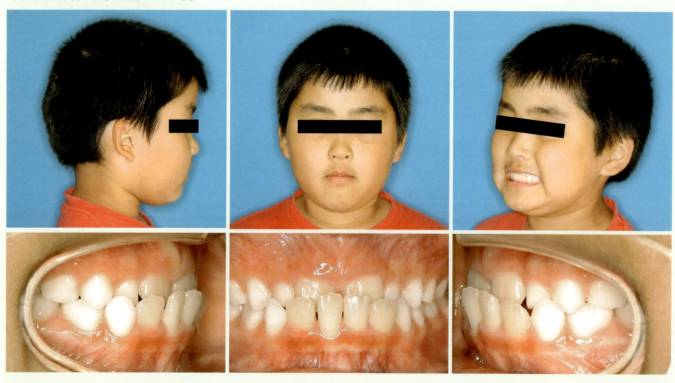
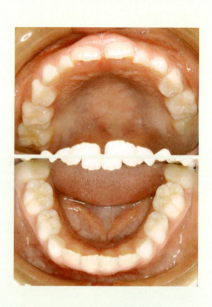

〈治療開始時〉　7歳の男の子です。受け口を気にされていました。このような咬み合わせでは前歯で食べ物を咬み切ることが難しく、早めの治療が必要です。プレオルソタイプⅢにて治療を開始しました。

〈動的治療終了後〉　装置の使用時間、口や舌のトレーニングをがんばったので、約3ヵ月後に咬み合わせが改善しました。

〈永久歯生え変わり後〉　咬み合わせが安定したので装置の使用を中止し、永久歯まで経過観察を行いました。現在、咬み合わせときれいな歯ならびになりました。

症例提示者：大塚 淳／大塚矯正歯科クリニック

動的治療終了後（9歳9ヵ月）

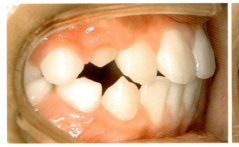
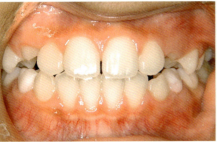
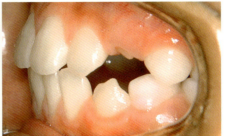
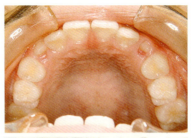
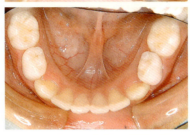

永久歯生え変わり後（11歳8ヵ月）

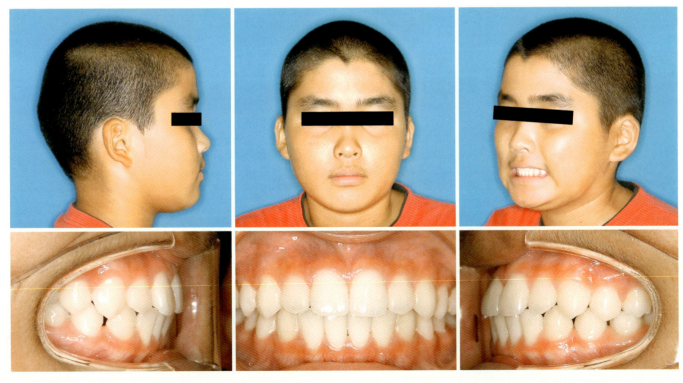
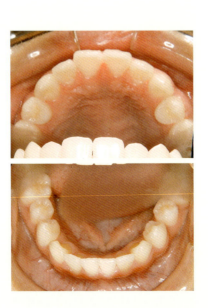

症例32 咬み合わせが深い受け口

患者DATA 初診時：5歳6ヵ月　性別：女性

治療開始時（5歳6ヵ月）

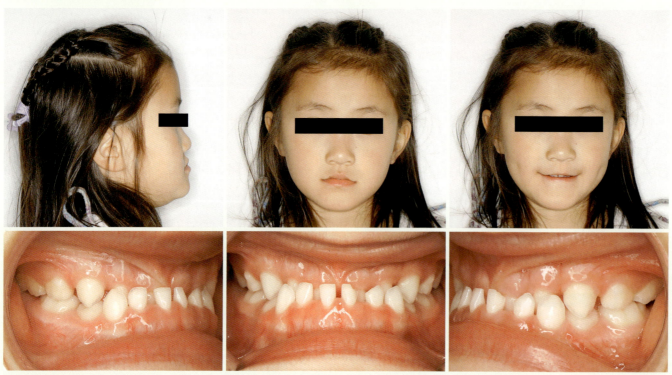
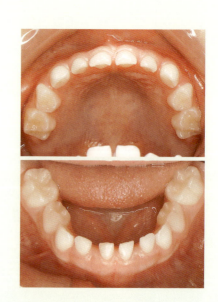

〈治療開始時〉　5歳の女の子です。前歯の受け口を主訴に来院されました。上顎の骨の劣成長および下顎の骨の過成長により乳前歯の咬み合わせが反対になっています。また、上顎と下顎乳前歯の過萌出により咬み合わせは深くなっております。プレオルソタイプⅢで治療を行いました。

〈治療経過①〉　約8ヵ月で乳前歯の噛み合わせが改善されました。その後、プレオルソ装置を夜間就寝時のみ使用し、経過観察を行いました。

〈治療経過②〉　3年3ヵ月後、前歯部の受け口は治り、奥歯の交換も順調に行われております。また、側貌も改善されました。

症例提示者：林　正樹／林矯正歯科

治療経過①（6歳1ヵ月）

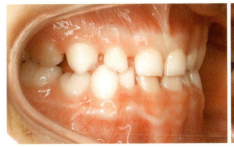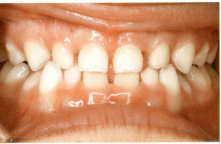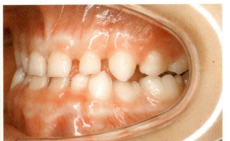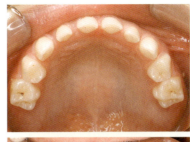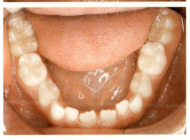

治療経過②（8歳9ヵ月）

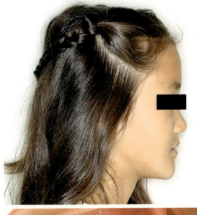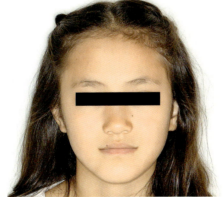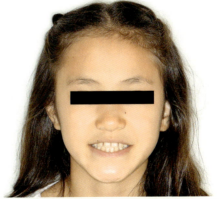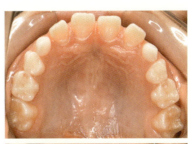
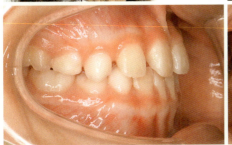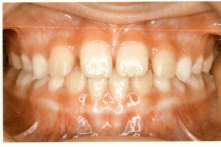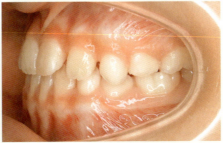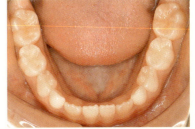

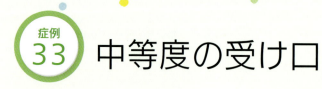

症例33 中等度の受け口

患者DATA 初診時：8歳11ヵ月　性別：男性

治療開始時（8歳11ヵ月）

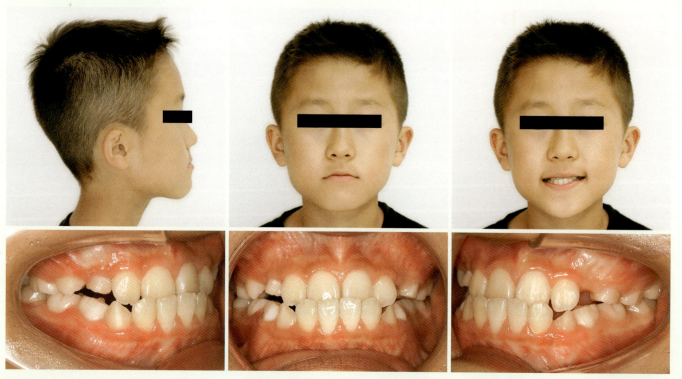
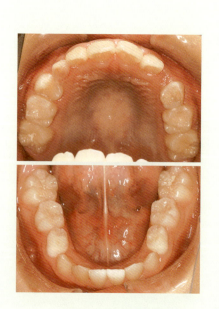

〈治療開始時〉　8歳の男の子です。受け口を気にされ来院されました。見た目だけなく、前歯で食べ物が咬めないことも気になっているようでした。プレオルソタイプⅢを使用し治療を開始しました。

〈動的治療終了後〉　治療開始から2ヵ月で、受け口は改善しました。下の前歯とともに下顎も引っ込み、バランスの良い横顔になりました。
〈永久歯生え変わり後〉　その後も下顎の成長によって戻らないように、装置は回数を減らしながら使ってもらっています。

症例提示者：牧野正志／まきの歯列矯正クリニック

動的治療終了後（9歳1ヵ月）

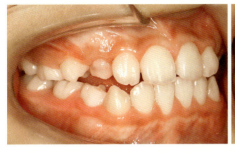
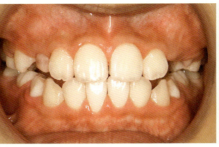
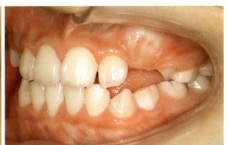
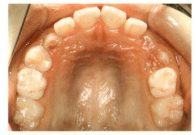
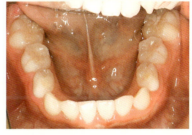

永久歯生え変わり後（10歳5ヵ月）

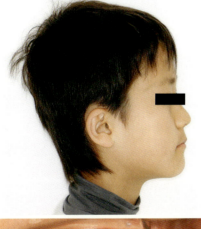
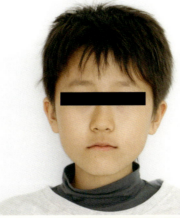
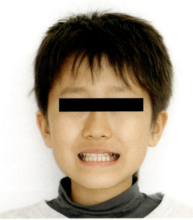
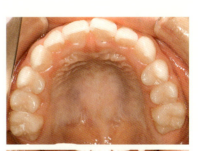
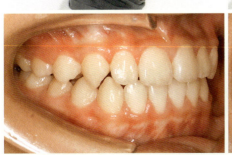
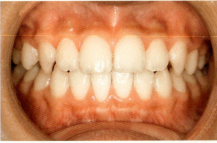
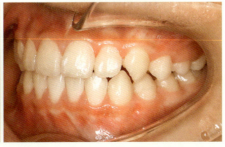
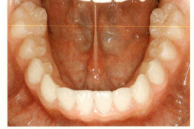

症例34 他社の矯正治療器具を用いるも治らず、プレオルソタイプⅢに変更して、早期に受け口が改善したケース

患者DATA 初診時：6歳2ヵ月　性別：男性

治療開始時（6歳2ヵ月）

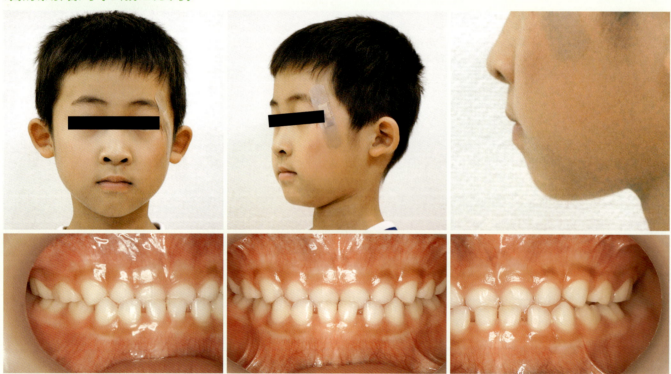
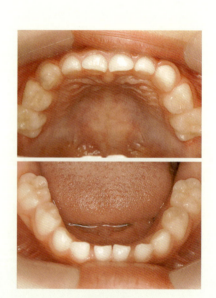

〈治療開始時〉　6歳の男の子です。他社の矯正治療器具を約1年半使用していましたが受け口が治らないことを主訴に来院されました。今までの装置には歯の圧痕が見られるので、本人は真面目に装置を使用していたと思われます。装置の変更を説明し、ご納得いただいてからプレオルソタイプⅢで治療を進めました。

〈動的治療終了後〉　装置の使用、舌のトレーニングを真面目に取り組んでいただいたため約1ヵ月という短期間で乳歯列の受け口が改善しました。毎日使うよう指示していましたが、咬み合わせが安定したため2～3日に1回、夜のみ使うようにし、経過観察を行っていきました。

〈永久歯生え変わり後〉　前歯が永久歯列に交換した時点でも咬み合わせは良好に維持していたため、プレオルソ装置の使用を中止しました。現在は、定期的に歯周基本治療をしながら経過観察しています。

動的治療終了後（6歳5ヵ月）

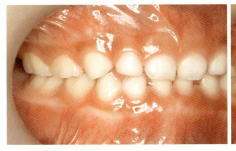
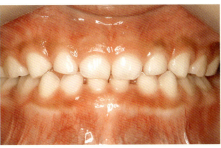
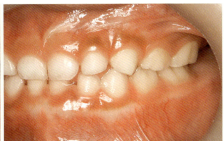
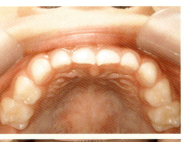
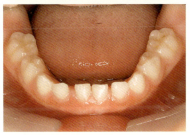

症例提示者：田代芳之／田代歯科医院

永久歯生え変わり後（10歳7ヵ月）

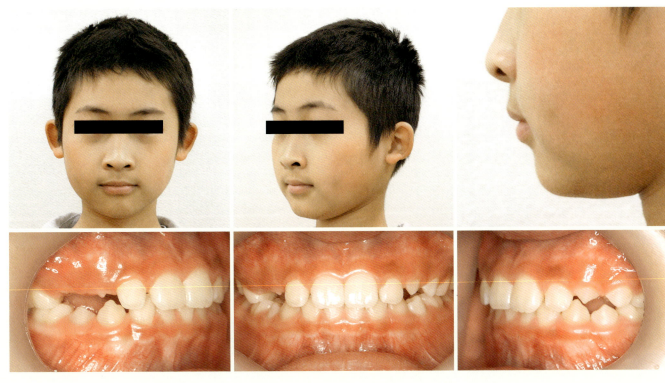
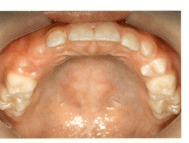
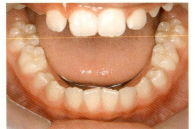

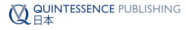

プレオルソで治す 歯ならび&口呼吸
子どもにやさしいマウスピース型矯正装置

2017年1月10日　第1版第1刷発行
2024年3月30日　第1版第5刷発行

監　著　大塚　淳

著　者　田代芳之 / 大内仁守 / 林　正樹 / 牧野正志 /
　　　　岩田直晃 / 岡　真代

発行人　北峯康充

発行所　クインテッセンス出版株式会社
　　　　東京都文京区本郷3丁目2番6号　〒113-0033
　　　　クイントハウスビル　電話(03)5842-2270(代表)
　　　　　　　　　　　　　　　 (03)5842-2272(営業部)
　　　　　　　　　　　　　　　 (03)5842-2284(編集部)
　　　　web page address　https://www.quint-j.co.jp

印刷・製本　サン美術印刷株式会社

Printed in Japan　　　　　　　　　　禁無断転載・複写
ISBN978-4-7812-0537-3　C3047　　落丁本・乱丁本はお取り替えします
　　　　　　　　　　　　　　　　　　定価はカバーに表示してあります